Kohlhammer

DER PURE WAHNSINN

Cartoons aus der Psychiatrie

Mit einem Geleitwort von Michael Titze

Heiko Kirsten
Dipl. Cartoonist, Gesundheits- und Krankenpfleger
kyrrieart@gmx.de

Jonathan Gutmann
Fachpfleger für Psychiatrische Pflege, Burnout-Berater, Stressbewältigungstrainer
jonathan.gutmann@web.de

1. Auflage
Verlag W. Kohlhammer

1. Auflage 2017

Gesamtherstellung: W. Kohlhammer GmbH, Stuttgart

Print:
ISBN 978-3-17-033152-5

E-Book-Formate:
pdf: ISBN 978-3-17-033153-2

» Was wir brauchen, sind ein paar verrückte Leute;
seht euch an, wohin uns die normalen gebracht haben. «

George Bernard Shaw (1856 – 1950)

INHALTSVERZEICHNIS

Geleitwort

Es gibt Orte, mit denen man von vornherein etwas Unangenehmes, tendenziell Bedrohliches assoziiert. Das sind zum Beispiel Gefängnisse, Erziehungsheime und psychiatrische Kliniken. Letztere hießen vor nicht allzu langer Zeit auch Irrenhäuser oder – vornehmer – Heil- und Pflegeanstalten. Dank Erving Goffman, Thomas Szasz und Franco Basaglia sprechen wir inzwischen nicht einmal mehr von Kliniken, sondern von »*Zentren für Psychiatrie*«. Doch ein gewisses Unbehagen ist geblieben. Denn »*die Psychiatrie*« ist immer noch ein komischer Ort, voll von unfreiwillig Verrückten, die die Realität anders interpretieren als die »*da draußen*«. Das bezieht sich übrigens nicht nur auf die Patienten, sondern auch auf ihre Behandler, die das Klischee von verschrobenen Klapsdoktoren und dysphorischen Pflege-Zerberussen nicht loswerden. Kein Wunder, dass dieser Personenkreis Zielscheibe von humoristischen Aktionen geblieben ist, welche die vorgeblichen Zustände in einer »*Klapse*« karikieren. Dabei lässt sich ein Szenario konstruieren, das die Lebenswelten der Psychiatrie-Erfahrenen als ein fantastisches Spektakel erscheinen lässt: Genau das macht auch den ambivalenten Zauber all jener unheimlichen Geschichten aus, die schon Kinder in einen Zustand von wohliger Angstlust versetzen.

Dabei kann sich der Humor verschiedener Mittel der Darstellung bedienen. Das sind zum einen die Möglichkeiten der sprachlichen Beschreibung, in Form des typischen Irrenwitzes. Hier ein Beispiel, das übrigens schon Mitte des 19. Jahrhunderts zum Besten gegeben wurde (Baberadt, 1975, S. 58):

Der Direktor einer Irrenanstalt lässt einen Gast die Zellen besichtigen. In einer sitzt ein Mann und hält eine Holzpuppe im Arm, die er herzt und liebkost. Leise sagt der Direktor: »*Der Mann liebte ein Mädchen, das ihn verschmähte und einen anderen heiratete. Darüber wurde er verrückt. In seinem Wahn hält er die Puppe für seine Geliebte.*« Die nächste Zelle ist ausgepolstert. Darin läuft unaufhörlich ein Mann mit den Gebärden eines Tobsüchtigen gegen die Wand. »*Das ist der andere*«, erklärt der Direktor.

Eine andere Form der Darstellung greift auf die Möglichkeiten bildlicher Gestaltung zurück. Dazu gehört an erster Stelle das Genre der Karikatur. Von der Wortbedeutung her geht es dabei um die gezielte Hervorhebung von komischen Eigenheiten der karikierten Personen. Im Hinblick auf die Psychiatrie sind dies die Marotten der Insider, mag es sich dabei um Patienten, Ärzte, Pflegekräfte, Sozialarbeiter oder Psychologen handeln. Die Cartoons in diesem Buch führen diese Personen mit *»Psychiatrie-Erfahrung«* allesamt vor, entsprechend dem Motto: Alle sind komisch – selbst die *»Halbgötter in Weiß«*! Denn alle sitzen in einem Boot. Diese nivellierende Botschaft wird zum Beispiel in einem Cartoon auf Seite 48 thematisiert: Der überforderte Doktor durchsucht verzweifelt seine Kitteltaschen. Vor ihm hat sich eine Phalanx von Psychiatrie-Erfahrenen aufgebaut, die ihm despektierliche Fragen stellen: *» Na, Herr Doktor, heute ohne Schlüssel? « – » Mensch, Klaustrophobie, was? « – » Kleine Exposition gefällig... ? Wir helfen gern!«*

In Fällen wie diesem dürfte jeder professionelle Erhabenheitsanspruch ein für alle Mal außer Kraft gesetzt sein! Und wodurch wird dies ermöglicht? Durch den Humor! Der Philosoph Jean Paul (1980, S. 125) beschrieb dies so:

> **» Der Humor ist das umgekehrt Erhabene. Es gibt für ihn keine einzelne Torheit, keine Toren, sondern nur Torheit und eine tolle Welt. Er hebt keine einzelne Narrheit heraus, sondern erniedrigt das Große, um ihm das Kleine, und erhöhet das Kleine, um ihm das Große an die Seite zu setzen und so beide zu vernichten, weil vor der Unendlichkeit alles gleich ist und nichts. «**

Sobald also Humor im Spiel ist, gilt auch in der Psychiatrie Nietzsches Leitsatz: Frei sollst du werden und ohne Scham! Diesem Axiom folgte schon der legendäre Irrenarzt Philippe Pinel, der die stigmatisierten Geisteskranken zu Beginn des 19. Jahrhunderts von ihren Ketten befreite. Wen wundert's, dass Pinel von seinen Zeitgenossen als ein humoriger Mann beschrieben wird (Frances & Schaden, 2013). Eben diese Scham-Thematik wird in einem Cartoon auf Seite 51 persifliert: Zwei Polizisten wollen einen maskierten Mann abführen. Die Schwester ruft ihnen zu: *» NEIN. Dieser Herr ist kein Dieb. Herr Schulze verkleidet sich nur, weil ihm sein Aufenthalt in der Psychiatrie peinlich ist... !«*

Ob depressive Kleinheitsphantasien, manische Überbietungsansprüche oder paranoide Scham-Ängste – eine positive, humorvolle Haltung kann in der Psychiatrie nur Vorteile bringen, ganz nach dem Motto, das die Autoren auf Seite 167 anführen: Ein Mensch mit Humor trinkt den Kakao, durch den er gezogen wird!

So zeigen wissenschaftliche Studien, dass das irrwitzige Gedanken-Karussell depressiver Grübler durch witzige Karikaturen zum Stillstand gebracht werden kann. Denn beim Betrachten und Interpretieren der witzigen Bilder kommt es zu einer heilsamen Ablenkung, die dem Gehirn einen neuen Fokus eröffnet. Als Folge der kognitiven Verarbeitung von humorigen Inhalten kommt es schließlich zu einer signifikanten Abschwächung von negativen Emotionen (Strick et al., 2009).

Dabei dürfte die ironisierende Betrachtungsweise, der die Karikaturen in diesem Buch folgen, einen besonders heilsamen Effekt hervorrufen. Schon der Existenzphilosoph Søren Kierkegaard (1992) sah die Funktion der Ironie darin, die Realität aus verschiedenen Blickwinkeln gleichzeitig wahrzunehmen – und so das Umweltgeschehen in seiner Bedeutung zu relativieren. Das gesellschaftliche Postulat, sich am normativen »*Realitätsprinzip*« zu orientieren, zwingt nämlich dem psychisch kranken Menschen eine Sichtweise auf, die in ihrer letzten Konsequenz zur Resignation führen muss, weil alles Bemühen doch nur ins Leere läuft… Was aber wäre, wenn diese kategorische Forderung bewusst relativiert wird, so dass das Hirngespinst einer idealen Lebensbewältigung der Lächerlichkeit preisgegeben wird? Dieser ironische Kunstgriff wird in einem Cartoon auf Seite 132 vortrefflich dokumentiert. Dort erklärt ein – entsprechend dargestellter – Patient einem anderen Psychiatrie-Erfahrenen: »*Bevor ich in die Psychiatrie kam, war mein Kopf im Arsch. – Jetzt trage ich ihn unterm Arm.*«

Ich wünsche den Lesern und Leserinnen viel Spaß bei der Lektüre dieses wunderbaren Buches!

Dr. Michael Titze

Literatur

Baberadt, K.-F. (1975) Das Frankfurter Anekdoten-Büchlein. Frankfurt: Waldemar Kramer Verlag.

Frances, A. & Schaden, B. (2013) Normal: Gegen die Inflation psychiatrischer Diagnosen. Köln: Dumont Buchverlag.

Kierkegaard, S. ([1841],1992) Über den Begriff der Ironie. Gütersloh: Gütersloher Verlagshaus.

Paul, J. ([1819], 1980) Vorschule der Ästhetik, in: Werke, fünfter Band. München: Hanser-Verlag.

Strick, M.; Holland, R. W.; van Baaren, R. B.; van Knippenberg, A. (2009) Finding comfort in a joke: Consolatory effects of humor through cognitive distraction. Emotion 9(4): 574-578.

Ein paar ernsthafte Worte

Der Volksmund sagt: Lachen ist die beste Medizin! Kann das auch in der Psychiatrie gelten? Wir sagen ja und sind davon überzeugt, dass die Psychiatrie Humor braucht!

Lachen und Humor gehören zu einem gesunden Menschen und einem gesunden Alltag. Sie sind etwas Menschliches und deshalb auch in der Psychiatrie anzutreffen. Es ist für alle Beteiligten (Betroffene, Angehörige und professionelle Helfer) von großem Vorteil, über eine gewisse Portion Humor zu verfügen. Trotz der Schwere mancher Krise kann Humor befreiend wirken, die Abwehr- sowie Selbstheilungskräfte aktivieren und stärken, die Autonomie fördern, etwas Farbe in dunkle Gedankenmuster bringen oder einfach nur ablenken.
Ebenso trägt Humor eine wichtige Ventilfunktion in sich. In schwierigen oder festgefahrenen Situationen kann man sich dadurch Luft verschaffen. Humor dient auch als wichtiges Mittel zur Burnout-Prophylaxe, indem er den Menschen lehrt, sich nicht immer allzu ernst und wichtig zu nehmen. Werner Finck (1902 – 1978) sagte schon: »*Die schwierigste Turnübung ist immer noch, sich selbst auf den Arm zu nehmen.*« Ohne Humor ist diese Turnübung unmöglich!

In unserer psychiatrisch-psychotherapeutischen Arbeit erleben wir täglich, was Humor alles Positives bewirken kann. Wir möchten daher mit diesem Buch einen ernsthaften und gleichzeitig humorvollen Einblick in die Welt der Psychiatrie geben. Die Cartoons zeigen überspitzte Situationen, bedienen manchmal absichtlich psychiatrische Klischees, nehmen die Psychiatrie aufs Korn und zeigen gelegentlich auch mit schwarzem Humor die reine Wahrheit innerhalb psychiatrischer Mauern. Die Zeichnungen schlagen mit gnadenloser Ehrlichkeit zu, treffen sicher so manchen wunden Punkt und machen Widersprüche und Dissonanzen bewusst. Sie bringen ein wenig Schwarz und Weiß in den grauen Alltag.

Nur durch die konstruktive Auseinandersetzung mit den verschiedenen Themen kann eine Sensibilität für die Psychiatrie und den Umgang mit psychisch erkrankten Menschen geschaffen werden. Der Stigmatisierung der Psychiatrie und psychisch erkrankter Menschen kann nur etwas entgegengesetzt werden, wenn man sich sowie seine Arbeitsweise regelmäßig kritisch hinterfragt und man mit Menschen in Kontakt tritt. Paradoxerweise scheint (manchmal auch schwarzer) Humor dafür ein probates Mittel zu sein.

Die Psychiatrie hat häufig die Angst, als Fachdisziplin nicht ernst genommen zu werden. Dabei wird oft gedacht, dass Humor deplatziert wäre. Die Professionalität muss gewahrt werden und man darf sich nicht zur Lachnummer machen...

Viele professionelle Helfer missverstehen Humor leider noch immer. Sie betonen seine negativen, verletzenden Seiten und geben dem wohlwollenden, liebevollen Humor in der Arbeit keine Chance. Das darf nicht sein! Lachen und Humor sind Menschenrechte und dürfen niemandem vorenthalten oder verboten werden. Mit ehrlichem, warmherzigem Humor könnte die Psychiatrie ihr Image sicher erfolgreich aufpolieren und sich in einem besseren Licht darstellen. Frédéric François Chopin (1810 – 1849) sagte bereits: *» Leute, die nicht lachen, sind keine ernsthaften Leute. «*

Über die dargestellten Situationen, Verrückt- oder Andersartigkeiten in den Cartoons darf gelacht werden. Beim Umgang mit psychisch kranken Menschen gibt es allerdings eine andere Devise: Es darf niemals über den Betroffenen, sondern es sollte immer gemeinsam mit ihm gelacht werden. Denn: Geteiltes Lachen ist doppeltes Lachen.

Mit diesem ernsthaft-humorvollen Buch möchten wir Menschen erheitern, sensibilisieren, zum Nach- und Umdenken anregen, Barrieren abbauen und mit Vorurteilen aufräumen. Vielleicht bringt es so manchen » *psychiatrieverfahrenen* « Profi von seinem Holzweg ab und er findet dadurch die Erleuchtung...

Wir wünschen Ihnen viel Spaß auf der Reise durch die wahnwitzige Welt der Psychiatrie und hoffen auf keine akute Exazerbation der humoristischen Krise.

Der Mittelpunkt der Psychiatrie

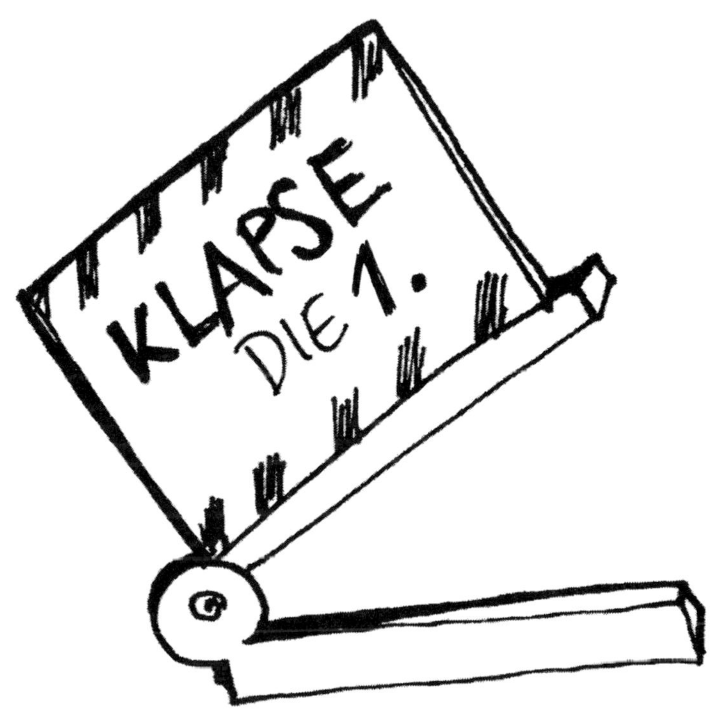

Um es gleich vorweg zu nehmen: Der (Chef-)Arzt ist nicht der Mittelpunkt der Psychiatrie – obwohl er es sicher manchmal gerne wäre und sich häufig so verhält. Leider sind viele Götter in Weiß in diesem Punkt lektionsdement oder -resistent.

Am Anfang steht meist die Diagnose. Ohne Diagnose übernimmt bekanntermaßen keine Krankenkasse die Kosten für eine psychiatrische Behandlung. Dreht sich also alles um die Diagnose? Was ist mit dem Menschen, der hinter einer Diagnose steckt – oder sich manchmal auch versteckt? Ohne ihn gäbe es schließlich keine Psychiatrie! Es geht in der psychiatrischen Behandlung um Menschen in Grenzsituationen. In der Psychiatrie trifft man auf unterschiedliche Menschen mit psychischen Besonderheiten. Viele von ihnen leiden deshalb unter Stigmatisierungen durch die Gesellschaft. Grob vereinfacht könnte man sagen, es gibt zwei Gruppen von Patienten: die »*Freiwilligen*« und die »*Unfreiwilligen*«. Wir sprechen dabei von Menschen mit Demenz, Suchterkrankungen, Psychose, Schizophrenie, Depression, Manie, Angsterkrankungen, Zwangsstörungen, Traumatisierung, Essstörungen, Persönlichkeitsstörungen, Intelligenzminderungen, Entwicklungsstörungen, oder Verhaltensauffälligkeiten und emotionale Störungen, welche in der Kindheit und Jugend beginnen. Die Personengruppen begeben sich auf eigenen Wunsch (oder den Wunsch ihrer Angehörigen, ihres Umfeldes oder auf Anraten ihres Arztes/Therapeuten) in psychiatrische oder psychotherapeutische Behandlung, oder sie werden unfreiwillig, gegen ihren Willen, aufgrund von akuter Eigen- oder Fremdgefährdung, zwangseingewiesen. Sind sie noch unter 18 Jahre alt, werden sie in der Kinder- und Jugendpsychiatrie behandelt. Ältere psychisch erkrankte Menschen (oft ab 60 Jahren) finden meist eine speziell auf sie und ihre Bedürfnisse abgestimmte Behandlung in der Gerontopsychiatrie.

In der Behandlung prallen häufig zwei unterschiedliche Welten (Ansichten, Wünsche, Erwartungen) aufeinander. Eigensinn gibt es auf beiden Seiten. Aber: Humor ist, wenn der Doktor lacht. Diese »*medizynische*« Aussage sollte natürlich nicht so sein. Die Frage lautet also: Wer muss in der Behandlung compliant sein? Behandlungsteam oder Patient? In einer guten Psychiatrie spricht man von Adherence – ein partizipatives Modell, in dem es um gleichberechtigte Entscheidungen geht. Der Patient hat verschiedene Wahlmöglichkeiten, seine Entscheidung wird von Seiten des Behandlungsteams vollständig akzeptiert und mitgetragen. Der Mensch sollte als einzigartiges Individuum im Mittelpunkt stehen und so eigenständig, unabhängig und selbstbestimmt wie möglich bleiben. Er sollte dabei individuell und empowermentorientiert unterstützt werden, wieder zu größtmöglicher Autonomie zu gelangen, um seinen eigenen Weg zur Genesung oder dem Umgang mit der Erkrankung (Recovery) zu finden. Die Behandlung muss also personen- und bedürfnisorientiert sein.
Die Psychiatrie sollte sich mehr der Frage stellen, was es eigentlich heißt »*normal*« zu sein. Ist es immer erstrebenswert, als normal bezeichnet zu werden? Sie sollte ebenfalls mehr darauf achten, was einen Menschen gesund hält (Salutogenese) und sich nicht zuerst und hauptsächlich auf die Pathogenese konzentrieren. Statt zu pathologisieren sollte man sich auf die Ressourcen der Menschen konzentrieren und daran orientieren. Pathologisch ist nicht immer logisch! Es ist viel wichtiger zu fragen: Was verhilft einem Menschen, immer wieder aufzustehen und gestärkt aus einer psychischen Krise hervorzugehen?
Was lässt ihn resilienter werden? Diese Fragen lassen sich nur beantworten, wenn der Mensch im Mittelpunkt steht, nicht die Diagnose!

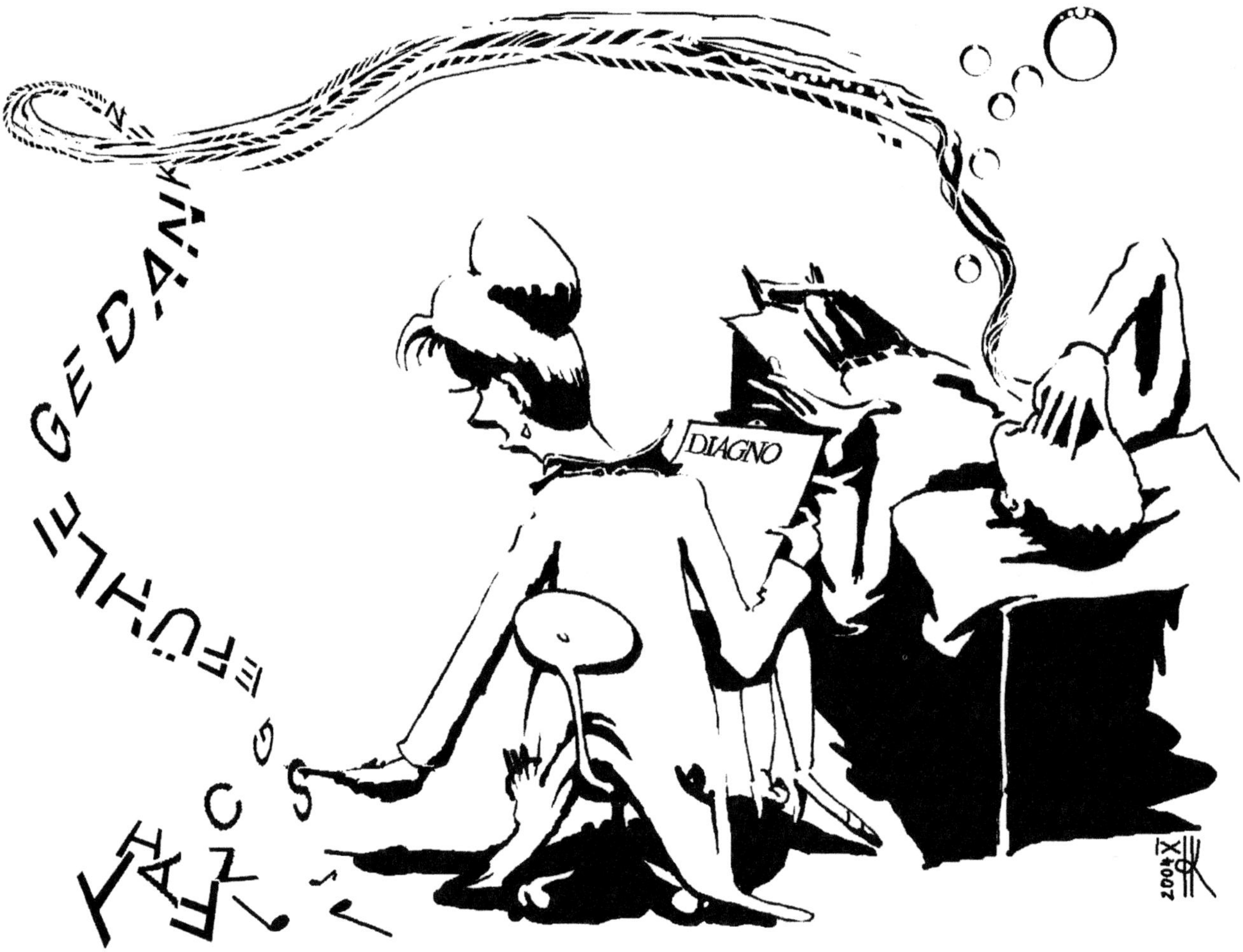

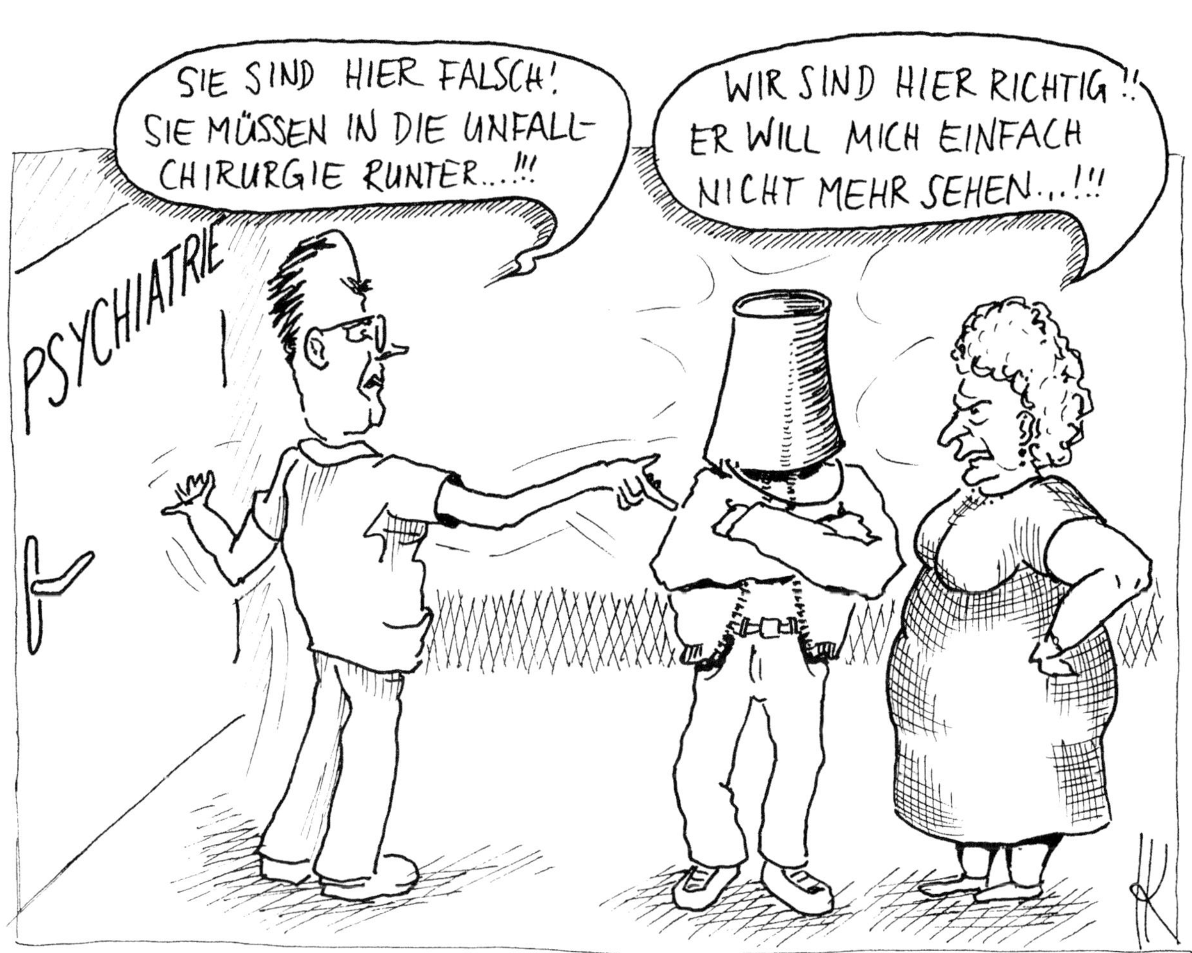
SIE SIND HIER FALSCH! SIE MÜSSEN IN DIE UNFALL-CHIRURGIE RUNTER...!!!
WIR SIND HIER RICHTIG!! ER WILL MICH EINFACH NICHT MEHR SEHEN...!!!
PSYCHIATRIE

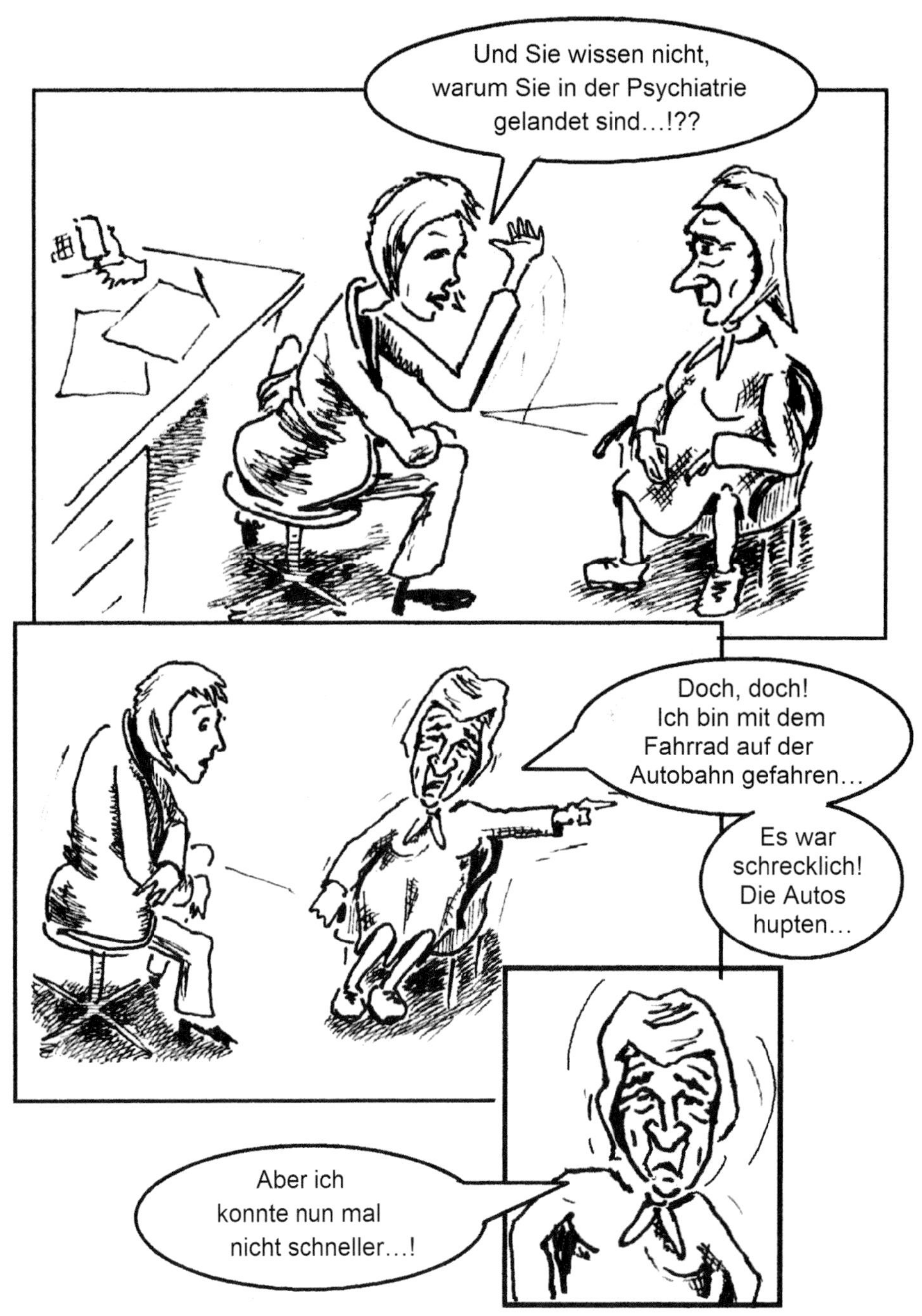
Und Sie wissen nicht, warum Sie in der Psychiatrie gelandet sind…!??
Doch, doch! Ich bin mit dem Fahrrad auf der Autobahn gefahren…
Es war schrecklich! Die Autos hupten…
Aber ich konnte nun mal nicht schneller…!

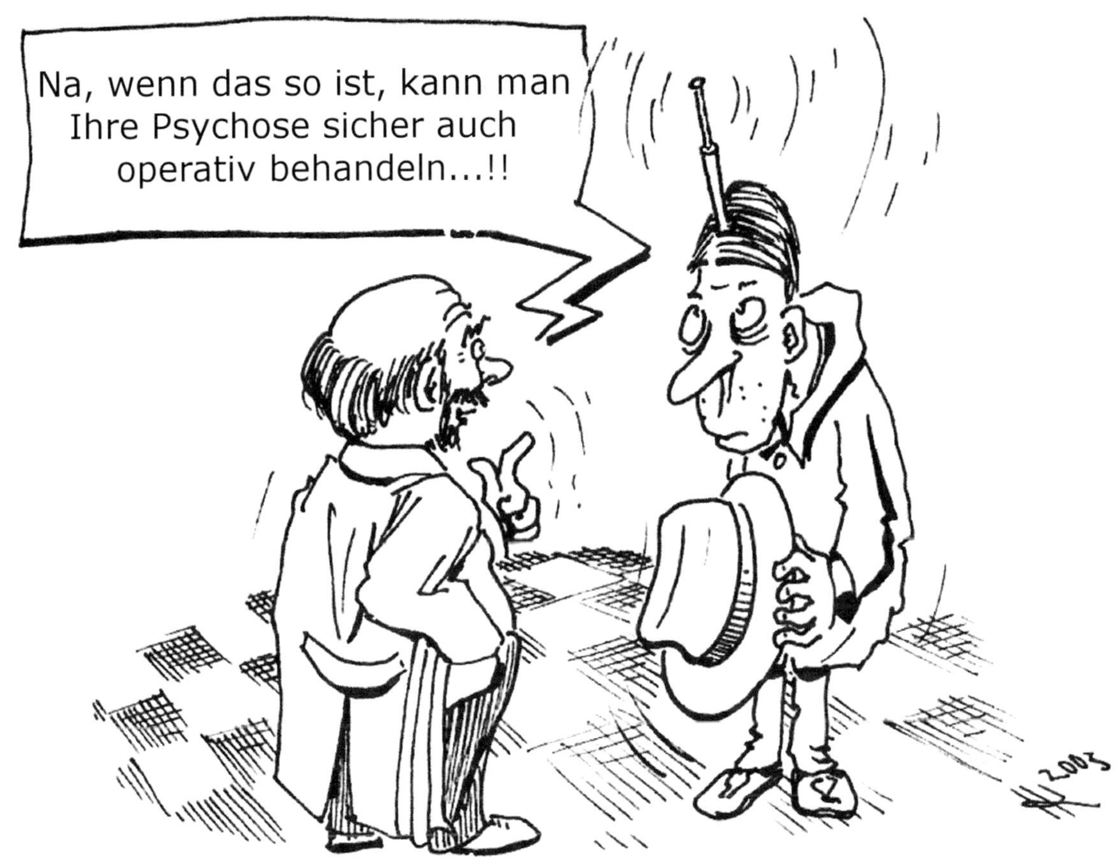
Na, wenn das so ist, kann man Ihre Psychose sicher auch operativ behandeln...!!

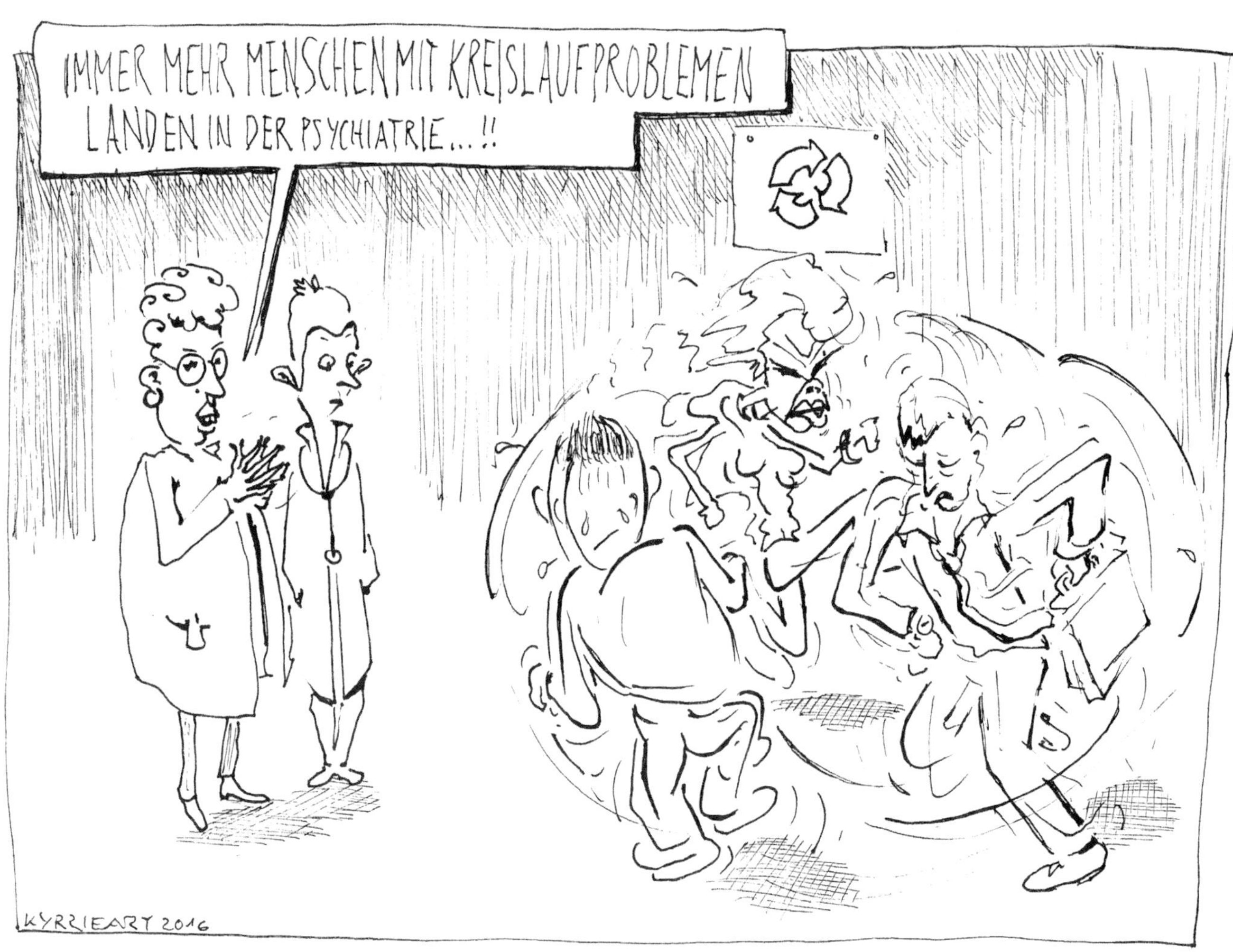
IMMER MEHR MENSCHEN MIT KREISLAUFPROBLEMEN LANDEN IN DER PSYCHIATRIE...!!
KYRRIEART 2016

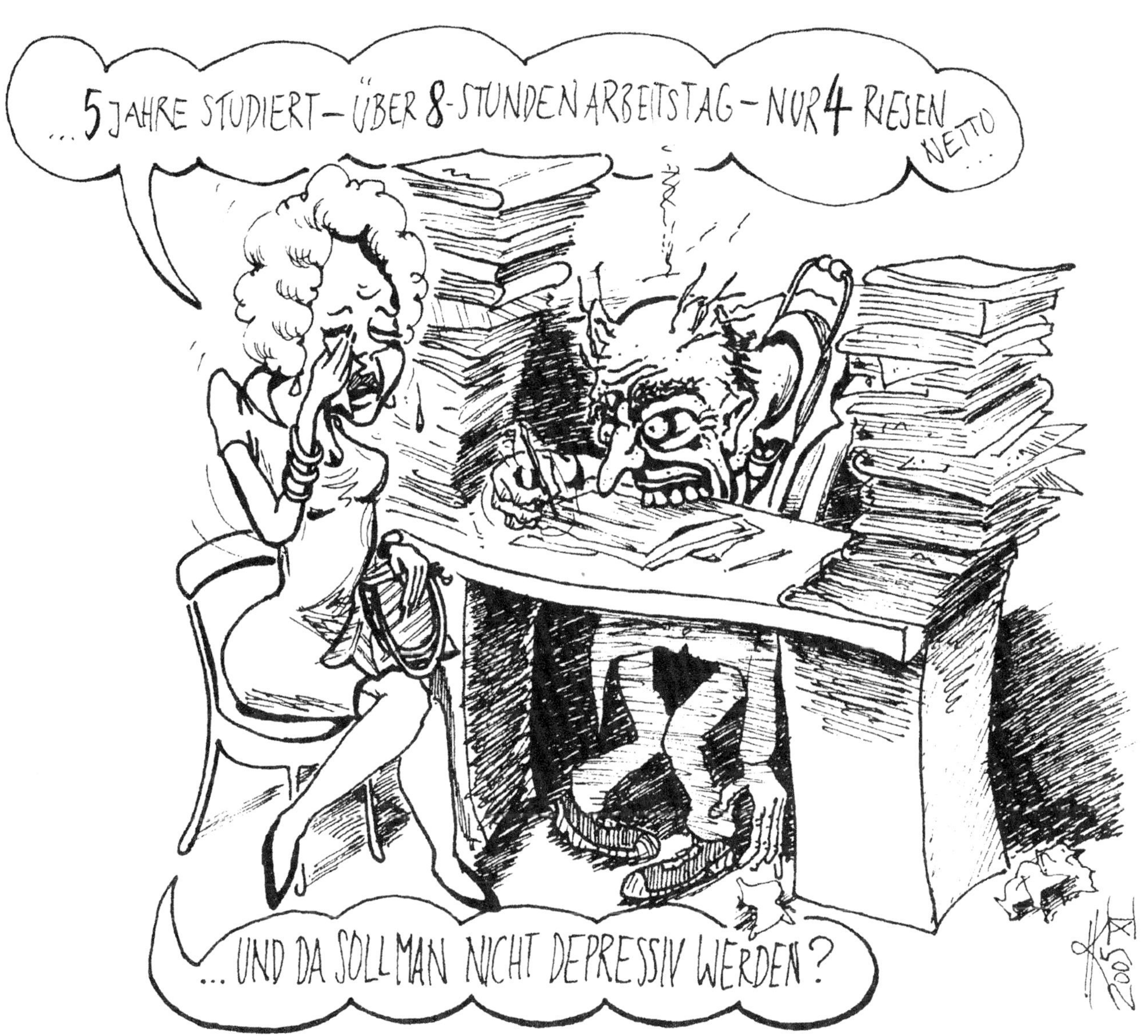
... 5 JAHRE STUDIERT – ÜBER 8-STUNDEN ARBEITSTAG – NUR 4 RIESEN NETTO ...
... UND DA SOLL MAN NICHT DEPRESSIV WERDEN?

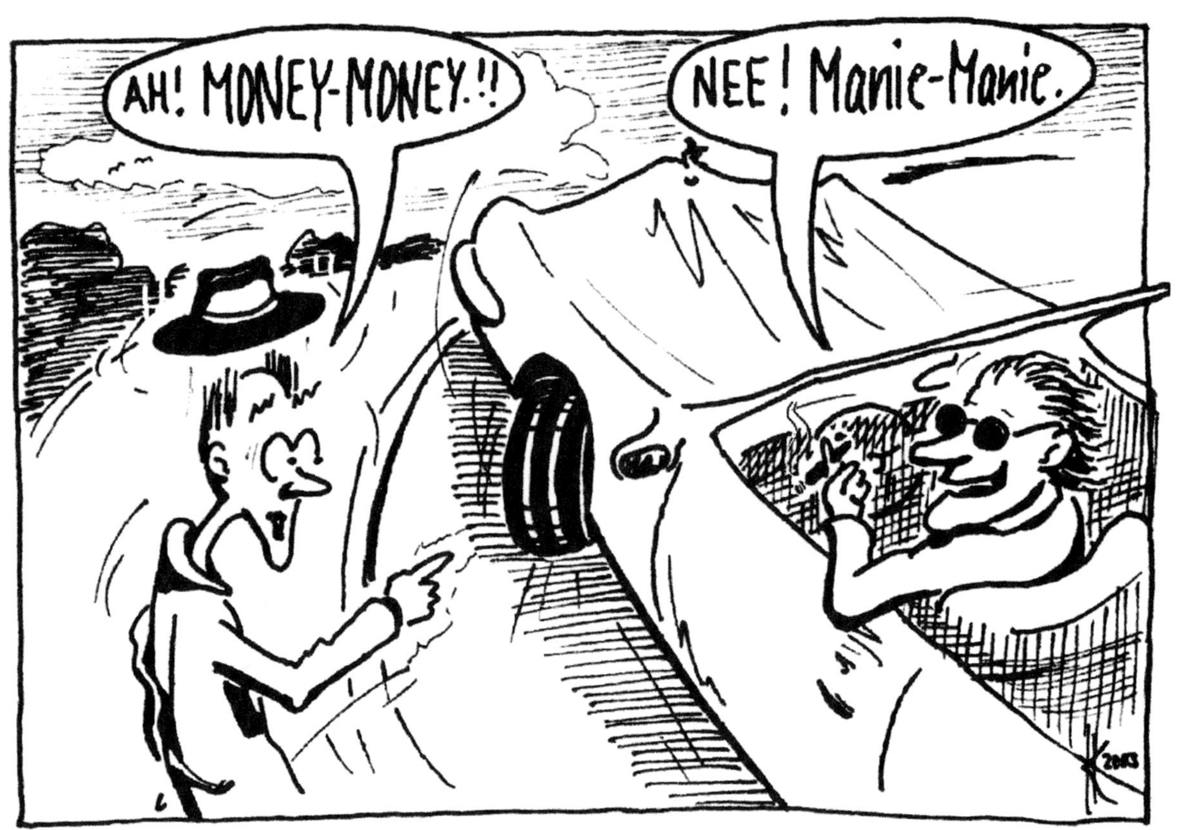
AH! MONEY-MONEY.!!
NEE! Manie-Manie.

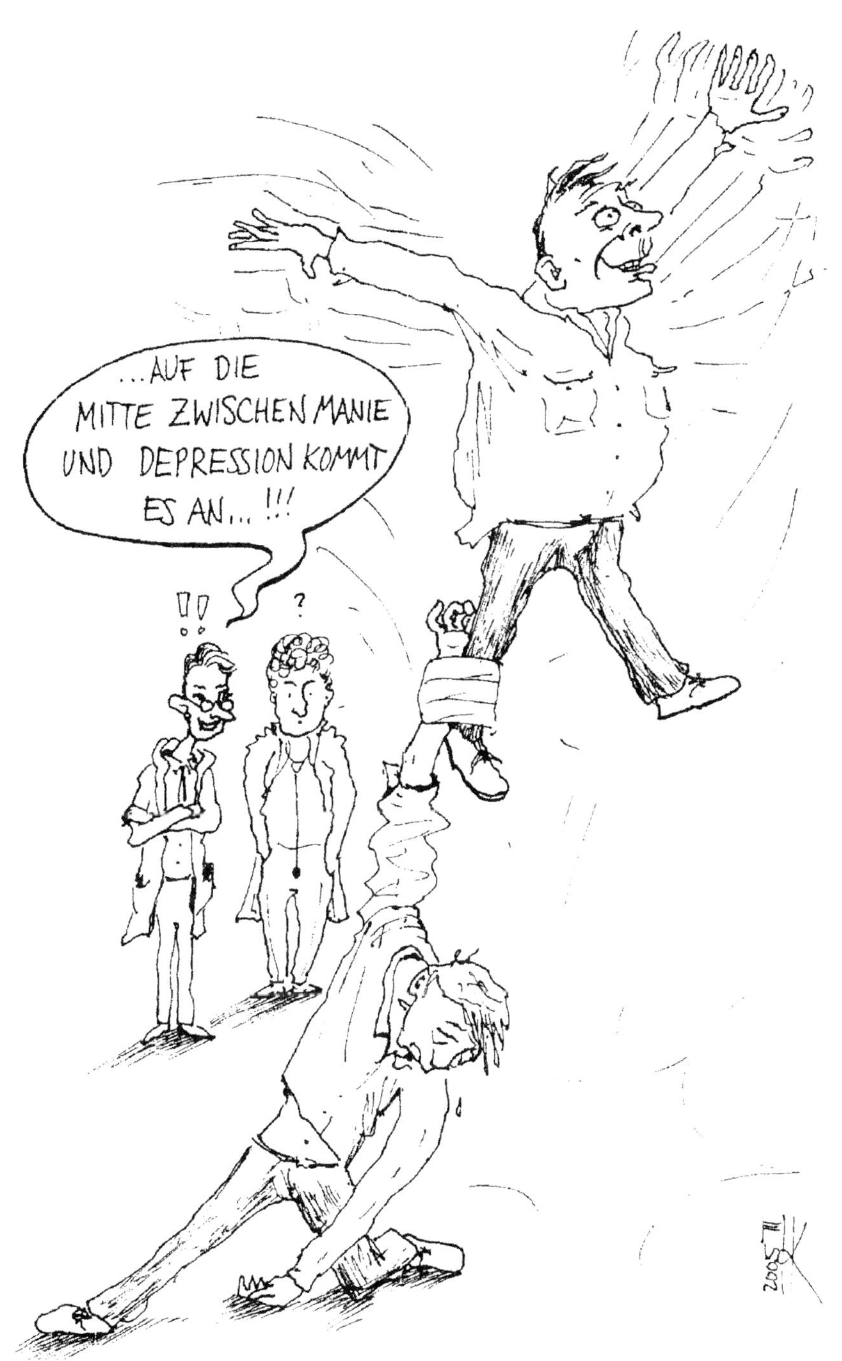
...AUF DIE MITTE ZWISCHEN MANIE UND DEPRESSION KOMMT ES AN... !!!
!!
?

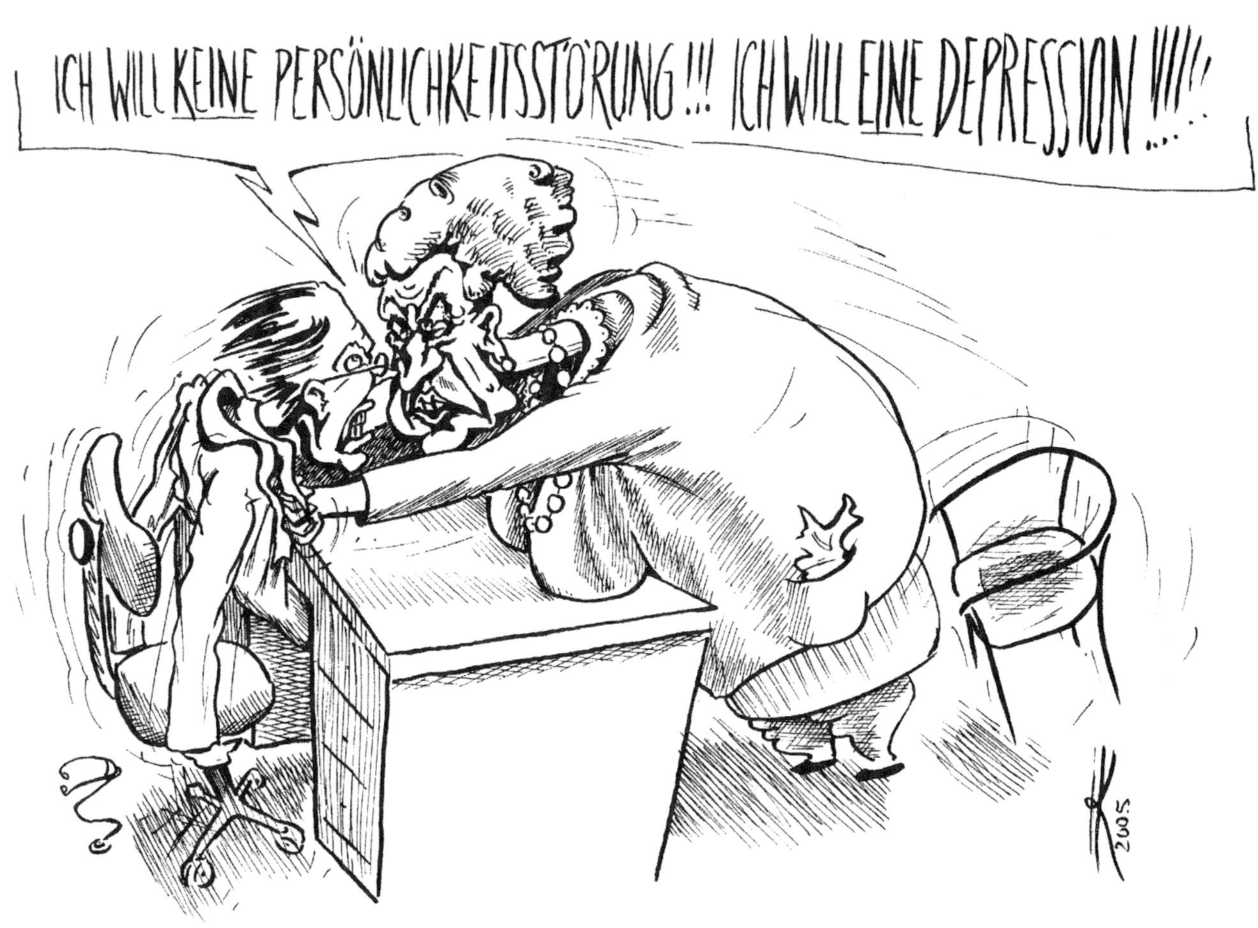
ICH WILL KEINE PERSÖNLICHKEITSSTÖRUNG !!! ICH WILL EINE DEPRESSION !!!!.....

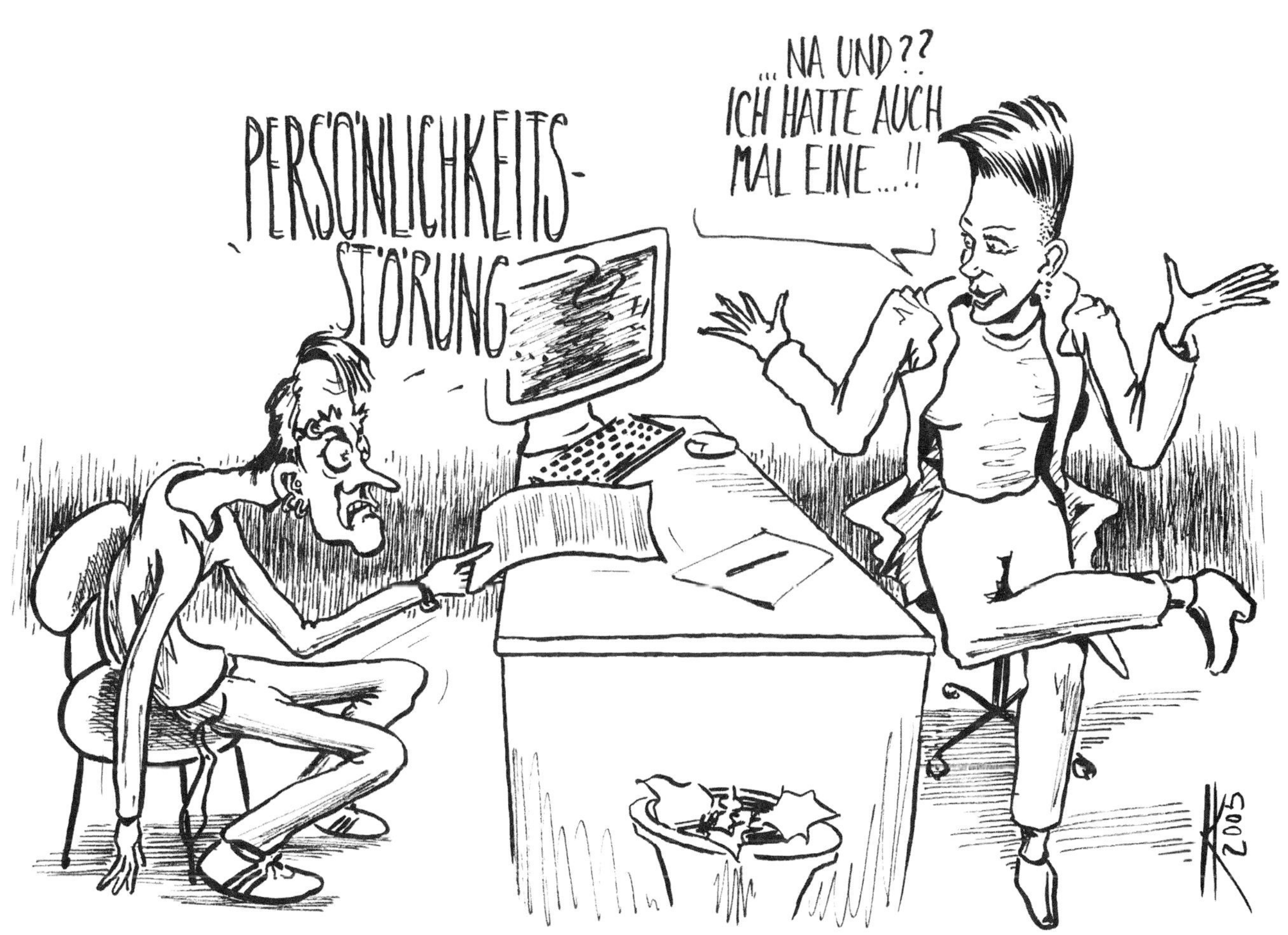
PERSÖNLICHKEITS-
STÖRUNG
... NA UND??
ICH HATTE AUCH
MAL EINE...!!

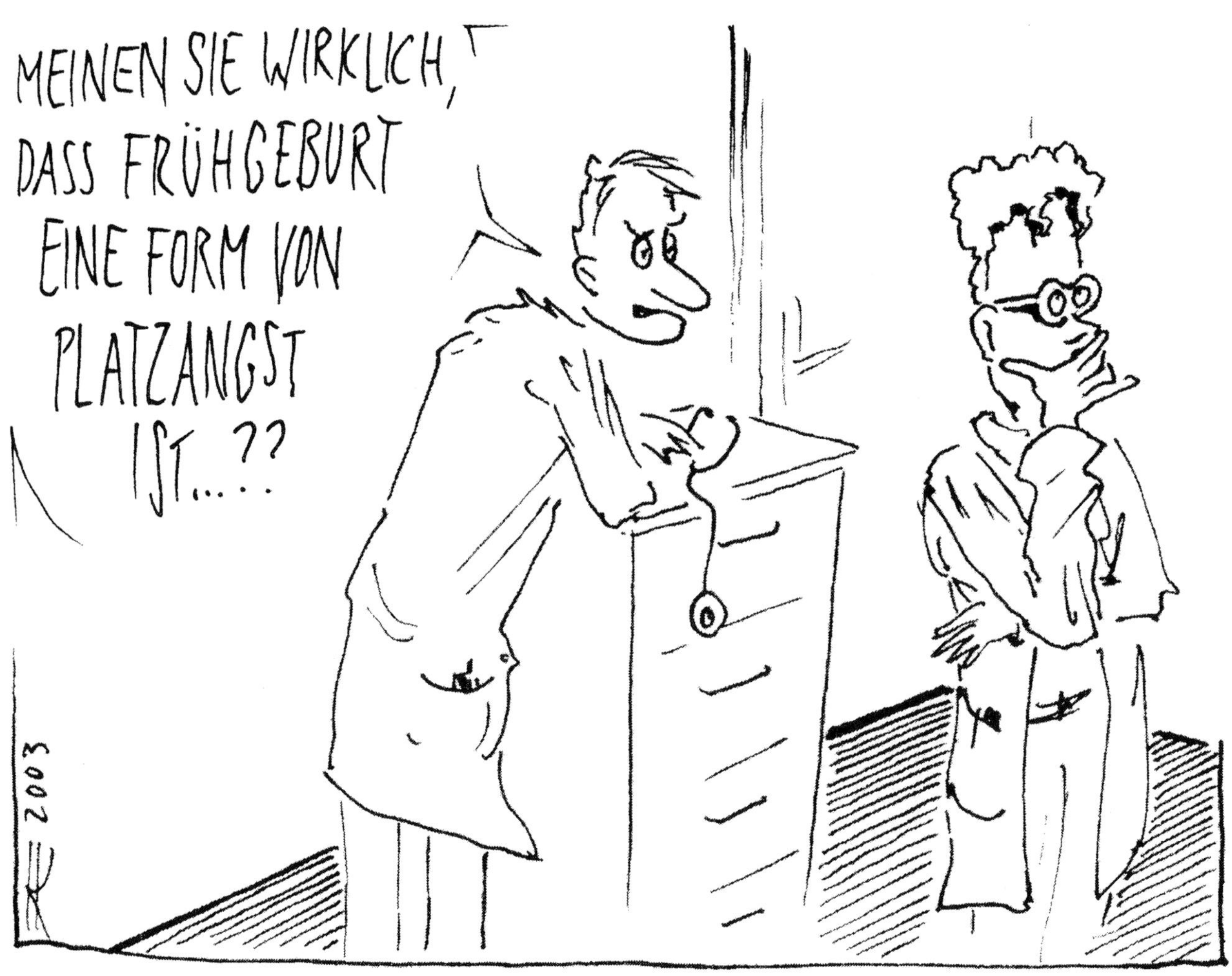
MEINEN SIE WIRKLICH, DASS FRÜHGEBURT EINE FORM VON PLATZANGST IST...??
2003

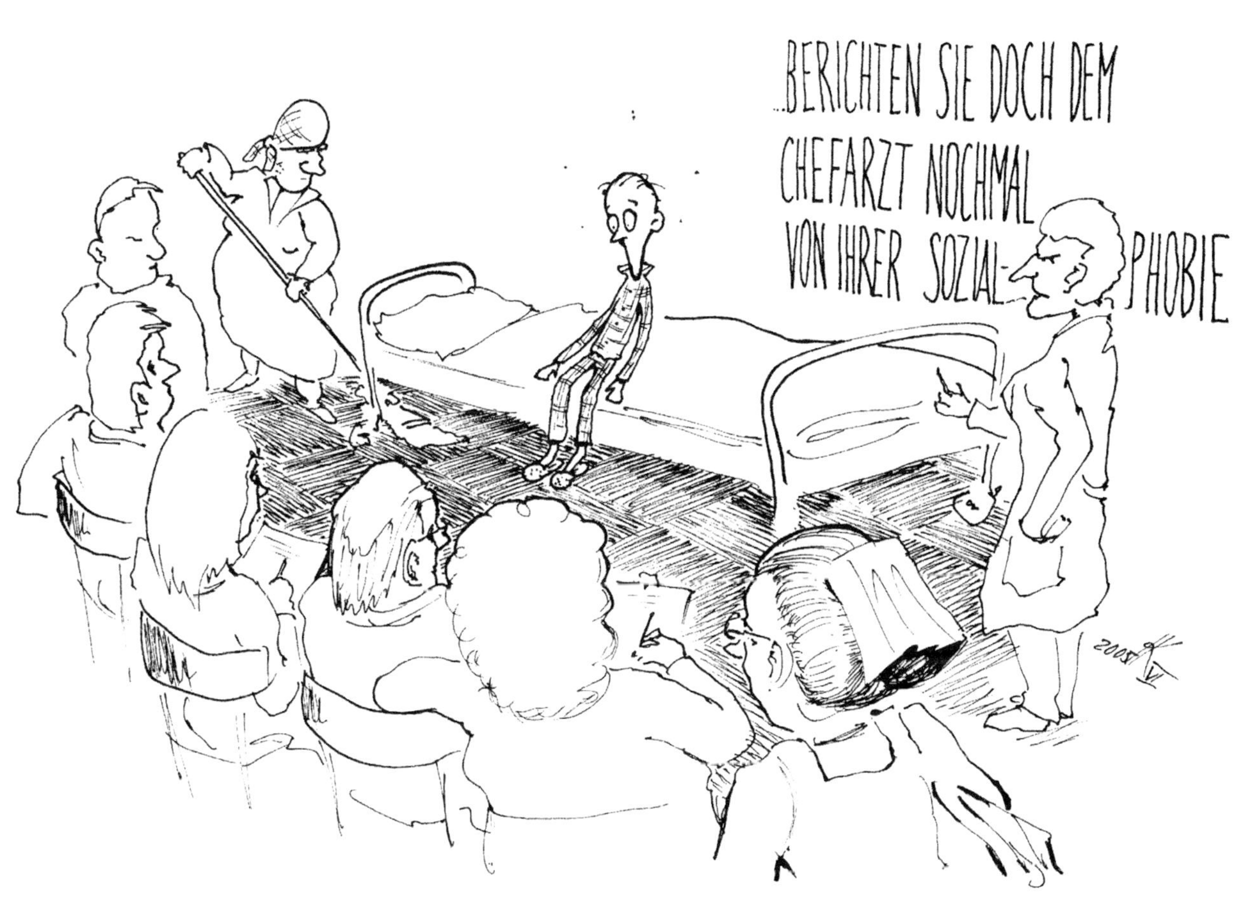
...BERICHTEN SIE DOCH DEM CHEFARZT NOCHMAL VON IHRER SOZIAL-PHOBIE

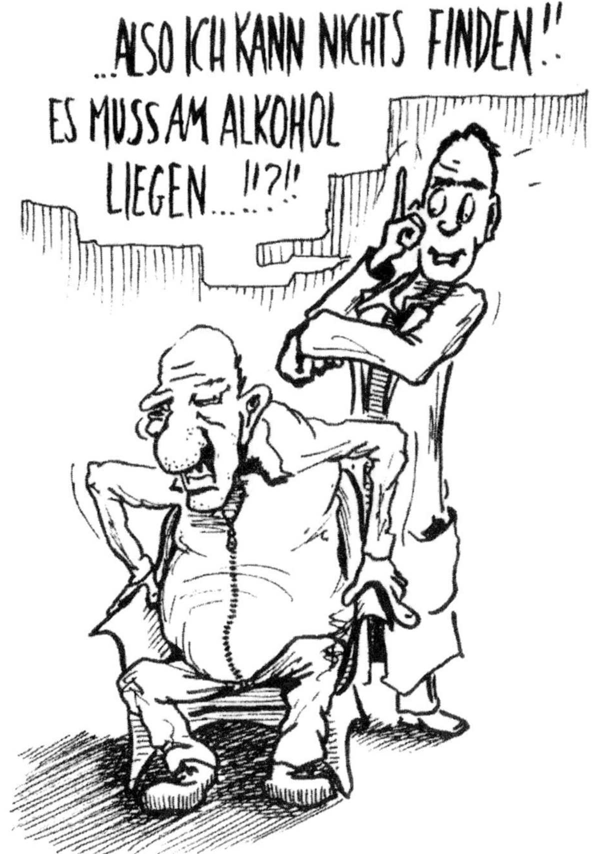
...ALSO ICH KANN NICHTS FINDEN!..
ES MUSS AM ALKOHOL LIEGEN...!!?!!

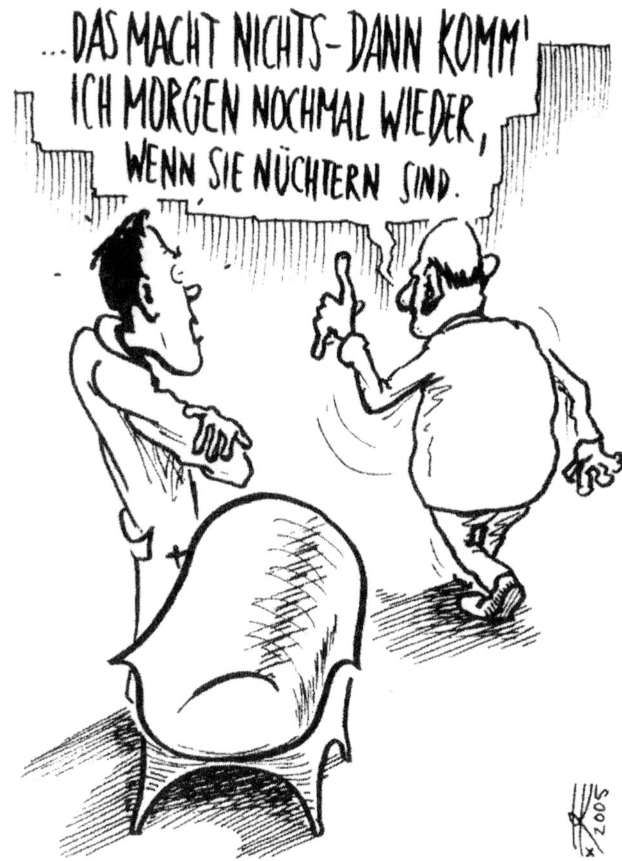
...DAS MACHT NICHTS – DANN KOMM' ICH MORGEN NOCHMAL WIEDER, WENN SIE NÜCHTERN SIND.

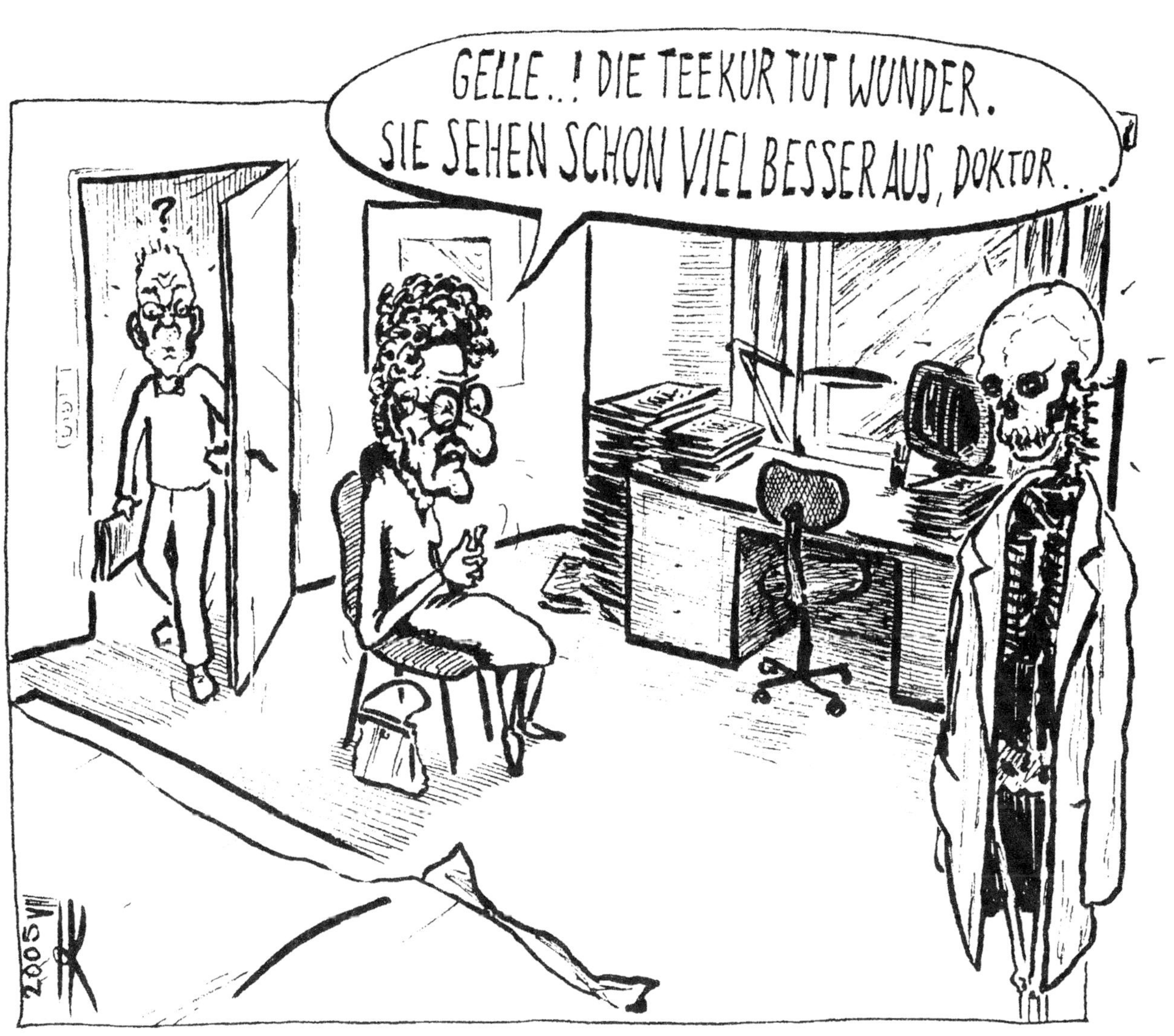
GELLE..! DIE TEEKUR TUT WUNDER.
SIE SEHEN SCHON VIEL BESSER AUS, DOKTOR...
?
2005 VII

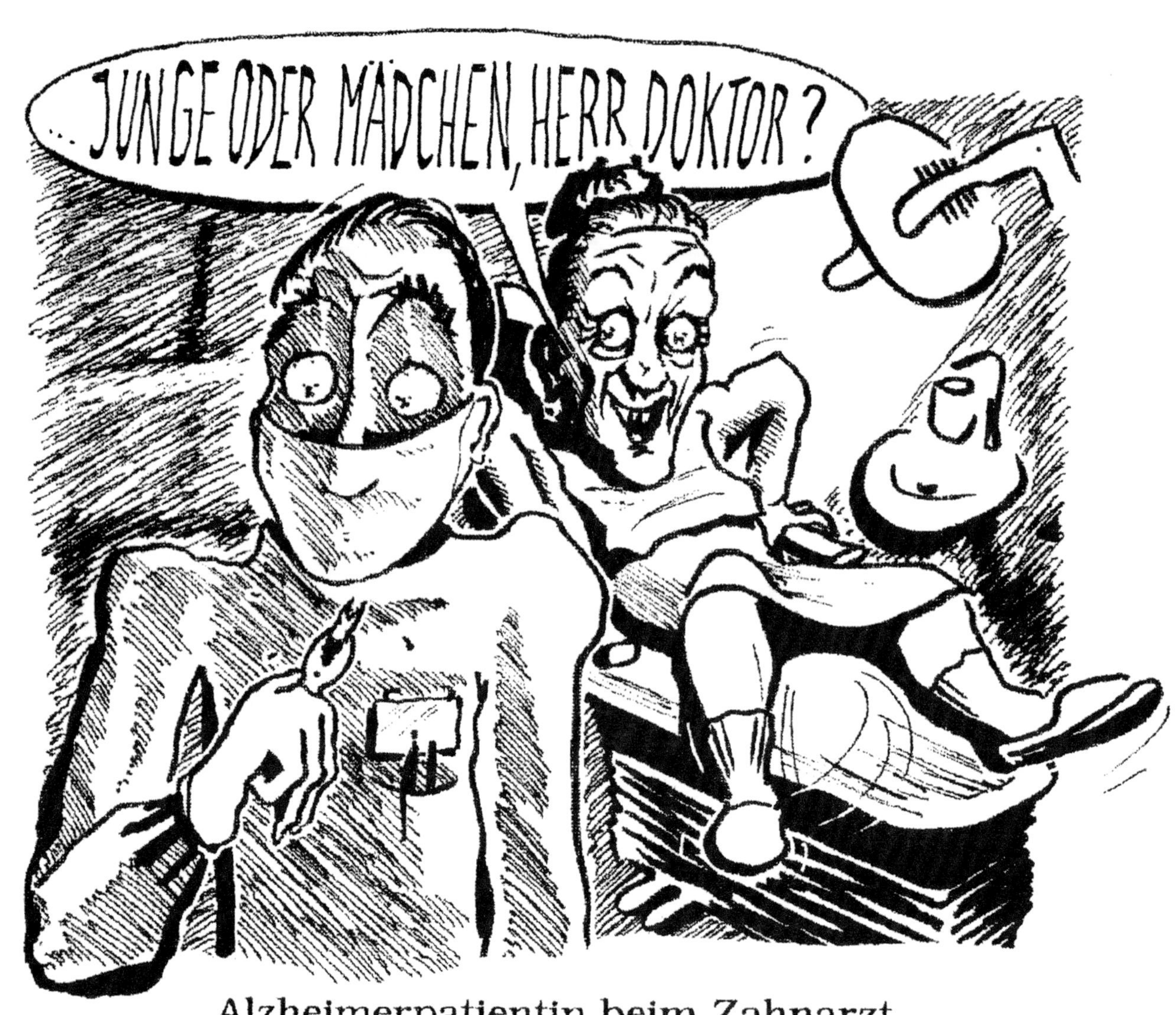

Alzheimerpatientin beim Zahnarzt

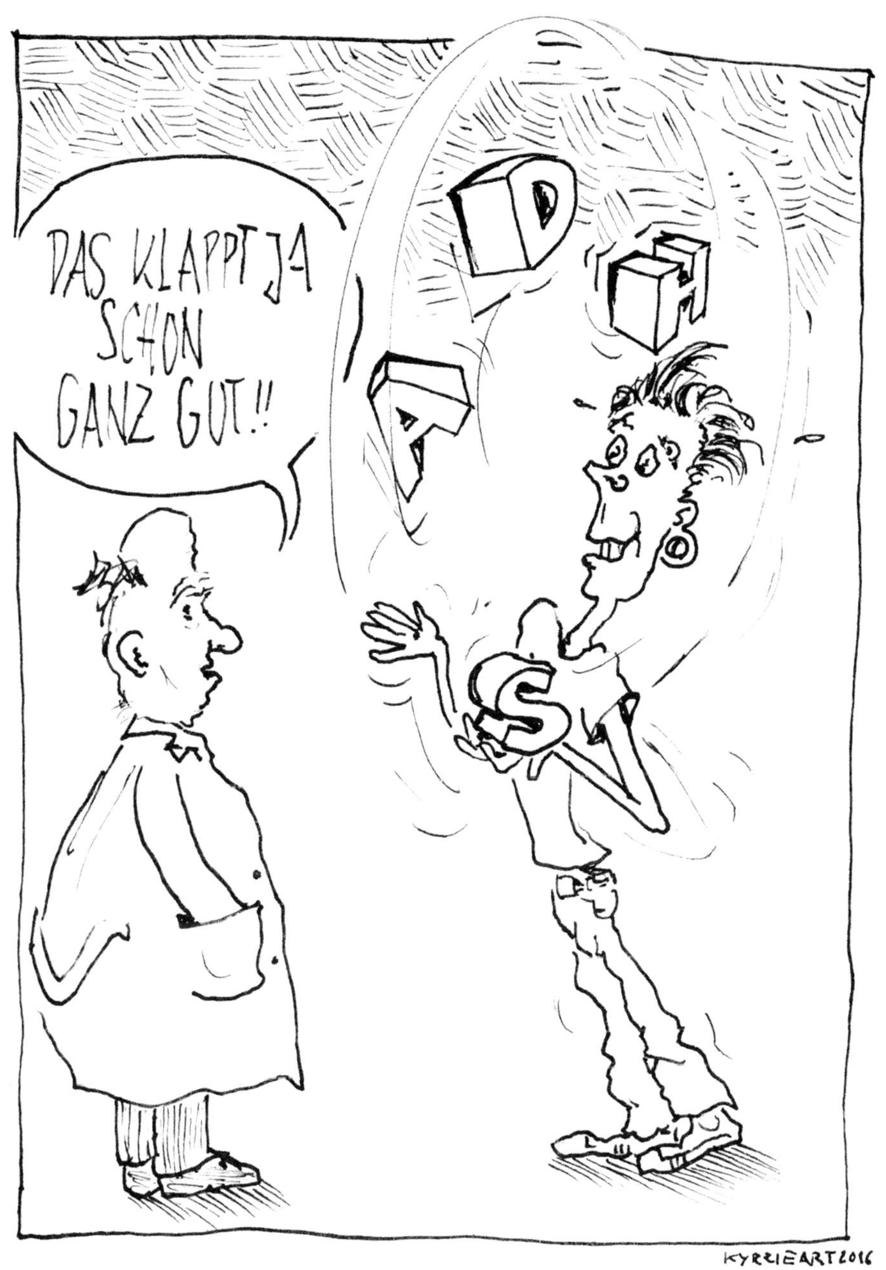

KYRZIEART2016

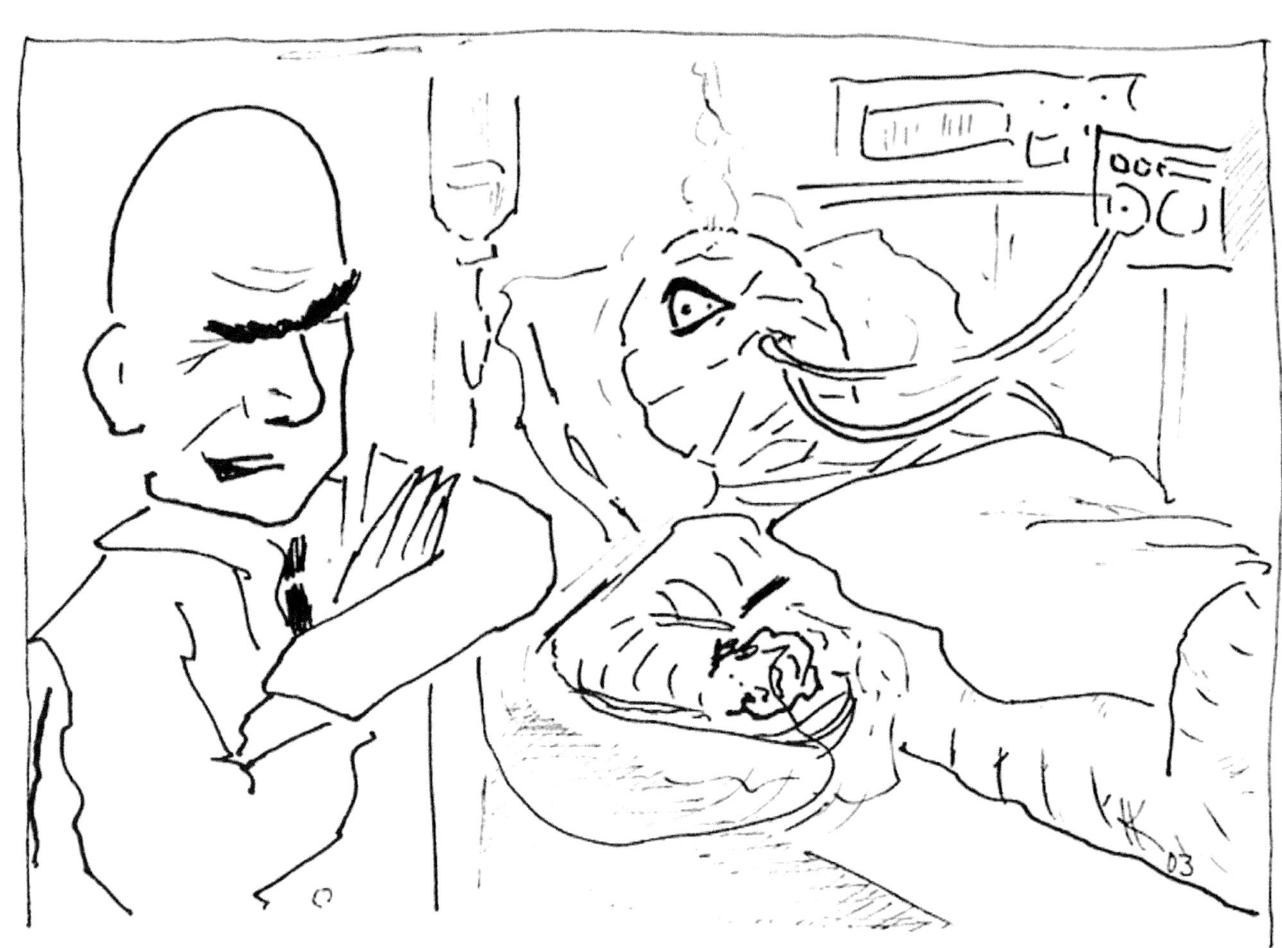

Die zwei Minuten sind um ... - wenn Sie nicht über Ihr Trauma reden wollen ...!?!

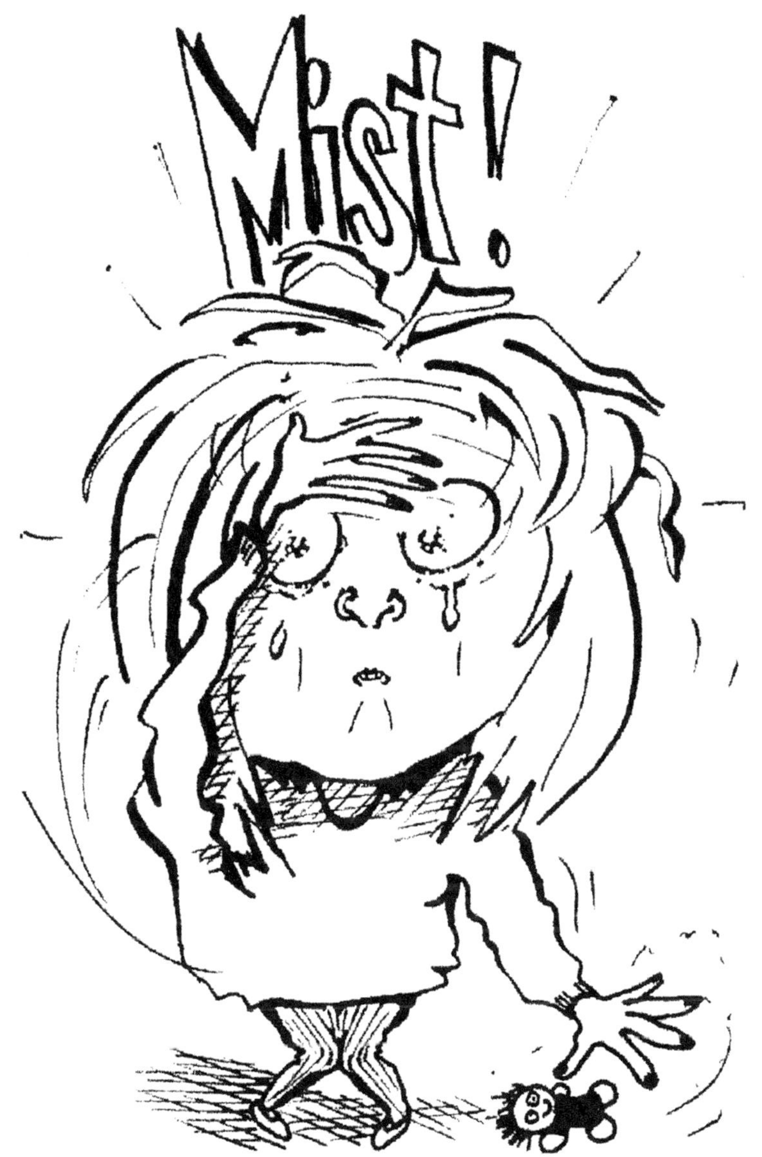

...ich hab`meinen Sicheren Ort im Tresor verpackt..!

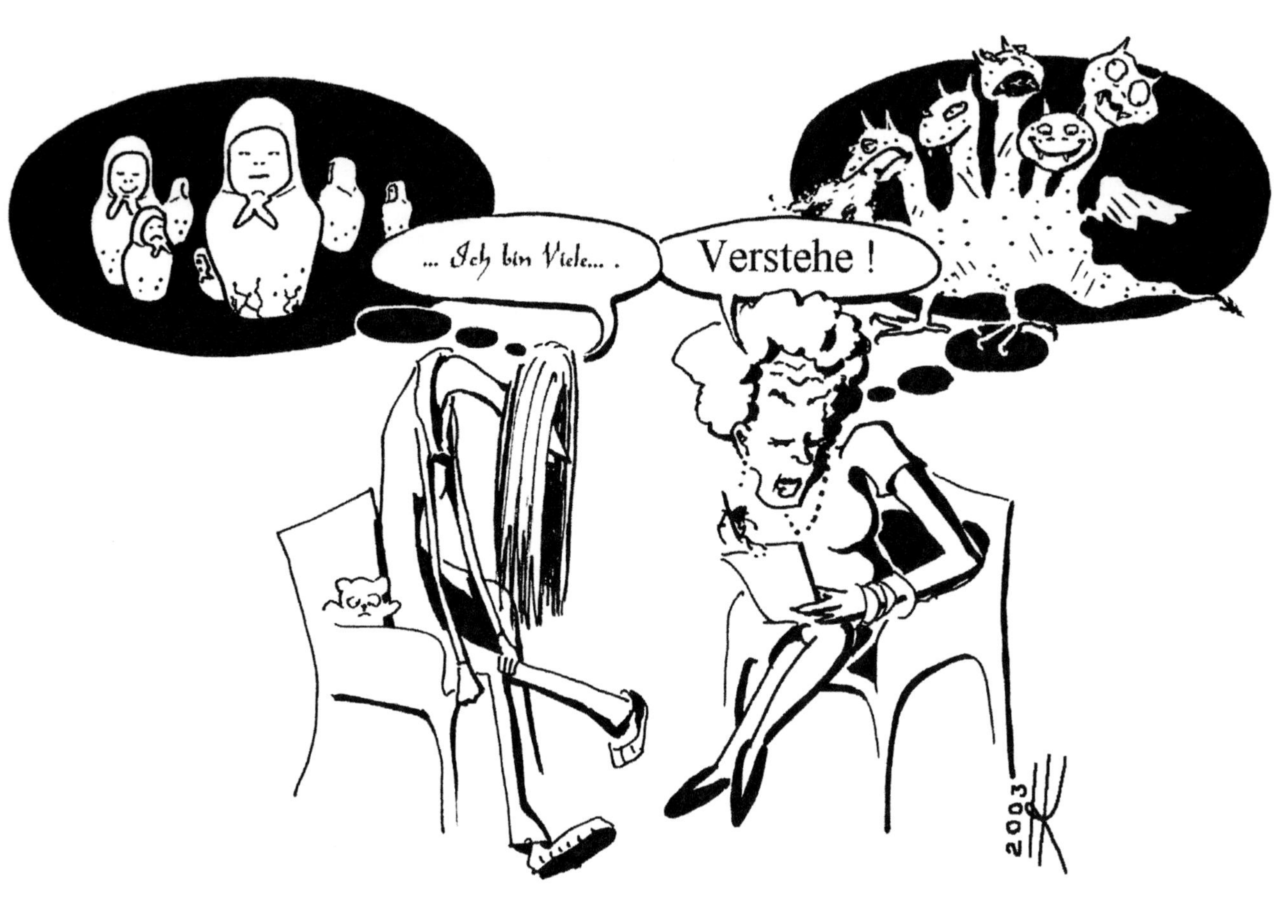
... Ich bin Viele... .
Verstehe !
2003

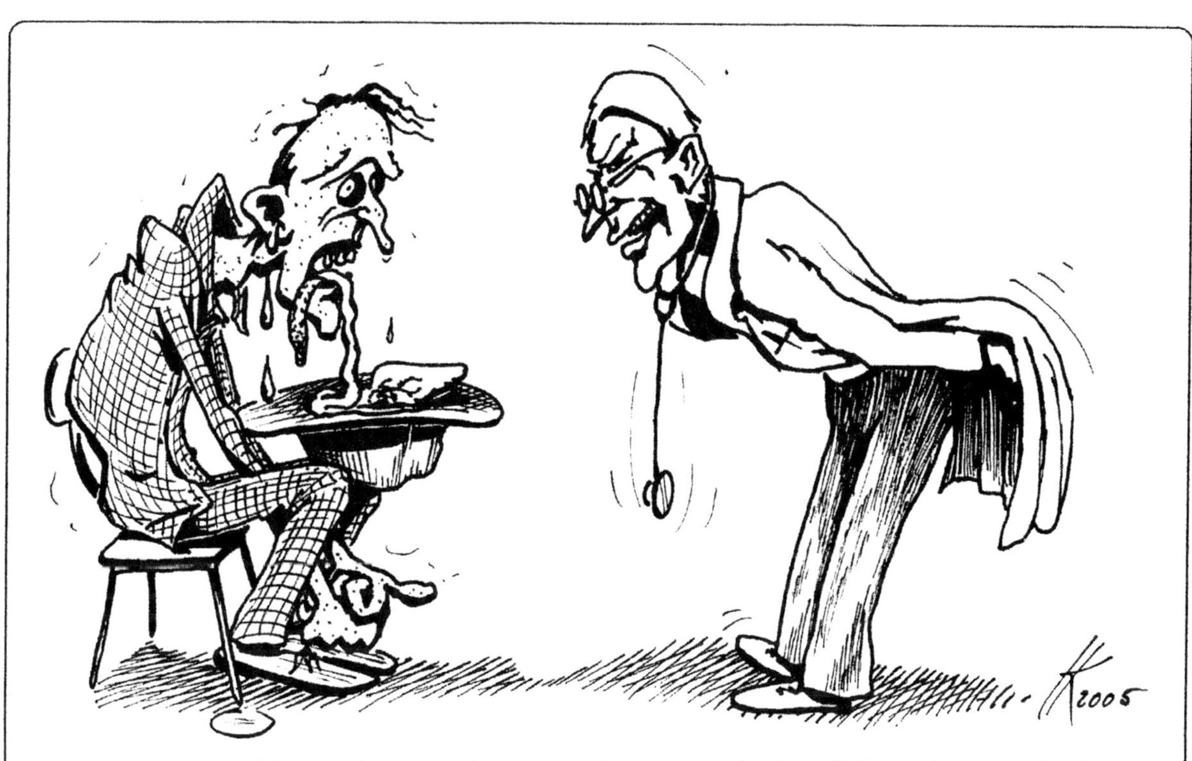

...also wenn Sie nicht an eine psychosomatische Erkrankung glauben, dann können Sie von mir aus Ihren Hut nehmen und gehen...!

Das Schreckgespenst Akutpsychiatrie

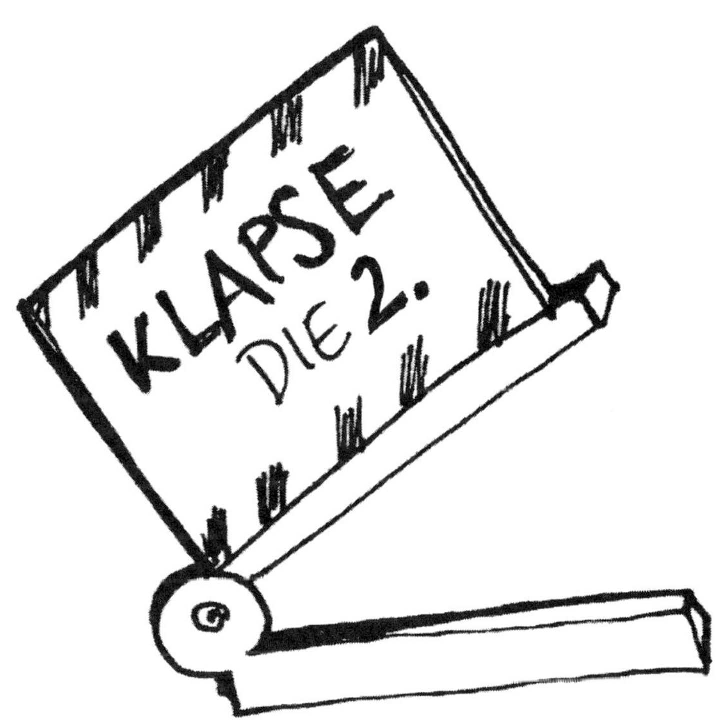

Unter dem Begriff Psychiatrie – und vor allem dem der Akutpsychiatrie – verstehen viele Menschen geschlossene Anstalten oder Irrenhäuser mit Gummizellen, in denen gefährliche, gewalttätige Psychopathen oder Verrückte in Zwangsjacken gesteckt, mit Elektroschocks sowie Psychopillen ruhiggestellt und zum Schutz der Gesellschaft weggesperrt werden. Dass dies mit der heutigen Psychiatrie nur noch sehr wenig zu tun hat, und zur Stigmatisierung beiträgt, wissen die wenigsten. Mittlerweile fordern immer mehr Psychiatrie-Erfahrene, Angehörige und Experten die Abschaffung geschlossener Abteilungen. Psychiatrische Akutstationen können durchaus offen geführt werden! Betrachtet man den psychisch Kranken nicht als » *unberechenbare Zeitbombe* «, sondern als Menschen in einer Krise, fällt die Öffnung der Türe deutlich leichter.

Zu Zwangseinweisungen kommt es häufig durch Polizei und Ordnungsamt. Anschließend muss ein Richter über die weitere Notwendigkeit einer Unterbringung entscheiden, sofern der Arzt diese als gegeben erachtet. Ebenso können gesetzliche Betreuer, sofern sie über das Aufenthaltsbestimmungsrecht verfügen, ihre zu betreuende Person (bei Gefahr im Verzug) nach § 1906 BGB unterbringen lassen. Auch dazu, bzw. bei Gefahr im Verzug unverzüglich danach, ist die Genehmigung der Unterbringung durch das Betreuungsgericht einzuholen. Eine Unterbringung sowie Behandlung gegen den Willen des Patienten ist nur nach einer richterlichen Genehmigung und vorangegangener Überprüfung einer Notwendigkeit innerhalb einer akut bestehenden Eigen- oder Fremdgefährdung, zum Wohle des Patienten möglich. Zwangsmaßnahmen müssen ärztlich angeordnet, sollten vermieden und nur als Ultima Ratio eingesetzt werden. Zuvor sollten alle alternativen Möglichkeiten ausgeschöpft sein. Fallen die Eigen- und Fremdgefährdung weg, sind Unterbringungen aufzuheben.

Menschen, die aufgrund psychischer Erkrankung straffällig werden, können nach richterlichem Beschluss in der Forensik (Maßregelvollzug) untergebracht, begutachtet und behandelt werden.

Der Aufenthalt in einer psychiatrischen Klinik ist häufig mit Angst und Scham besetzt. Es stellen sich viele Fragen: »*Was erwartet mich?*«, »*Ist die Psychiatrie so, wie ich sie aus Horrorfilmen kenne?*«, »*Was sage ich, wenn mich jemand fragt, wo ich mich gerade befinde? – Vielleicht in einer Kurklinik?*«, »*Was sage ich meinem Arbeitgeber?*«, »*Was denkt mein Arbeitgeber, wenn er mitbekommt, dass ich in einer psychiatrischen Klinik bin?*« Es wäre langsam an der Zeit, mehr gegen die Stigmatisierung der Psychiatrie und psychischer Erkrankungen zu tun, damit solche Fragen überflüssig werden.

Ein häufig gesehenes Bild in der Psychiatrie ist folgendes: Wer gehen will, muss bleiben und wer bleiben will, muss gehen. Es gibt viele Menschen, die gerne freiwillig in eine psychiatrische Klinik gehen, da sie dort in einem geschützten Rahmen Sicherheit erfahren, sich wohl fühlen, die benötigte Hilfe und Unterstützung erhalten und wieder auftanken können. Sie können häufig an positive Erlebnisse eines Voraufenthaltes anknüpfen, wenn sie Kontinuität in der Behandlung erfahren. Manche Menschen fühlen sich hinter psychiatrischen Mauern sogar so wohl, dass sie gar nicht mehr nach Hause wollen – manche dürfen auch für eine gewisse Zeit nicht mehr nach Hause (Zwangsunterbringung). Wichtig ist eine gute Vernetzung sowie Zusammenarbeit mit ambulanten und komplementären Einrichtungen/Diensten. Eine Hauptdevise sollte »*ambulant vor stationär*« sein.

Personen, die in der Akutpsychiatrie arbeiten, müssen manchmal einiges aushalten können. Sie sind keine Sadisten und sollten immer zum Wohle des Patienten handeln. Paternalismus und Machtgefälle dürfen in der Psychiatrie keinen Platz haben. Auch die vielen Regeln und Erwartungen, wie sich ein »*guter Patient*« zu verhalten hat, müssen regelmäßig bezüglich ihrer Notwendigkeit hinterfragt, überprüft und gegebenenfalls abgeschafft werden. »*Verhandeln statt behandeln*« sollte als Ansatz in der Behandlung mehr in den Mittelpunkt gerückt werden.

Die Arbeit mit Menschen besteht aus gegenseitigem Geben und Nehmen. So können aus Akutstationen vielleicht irgendwann Akkuladestationen werden…

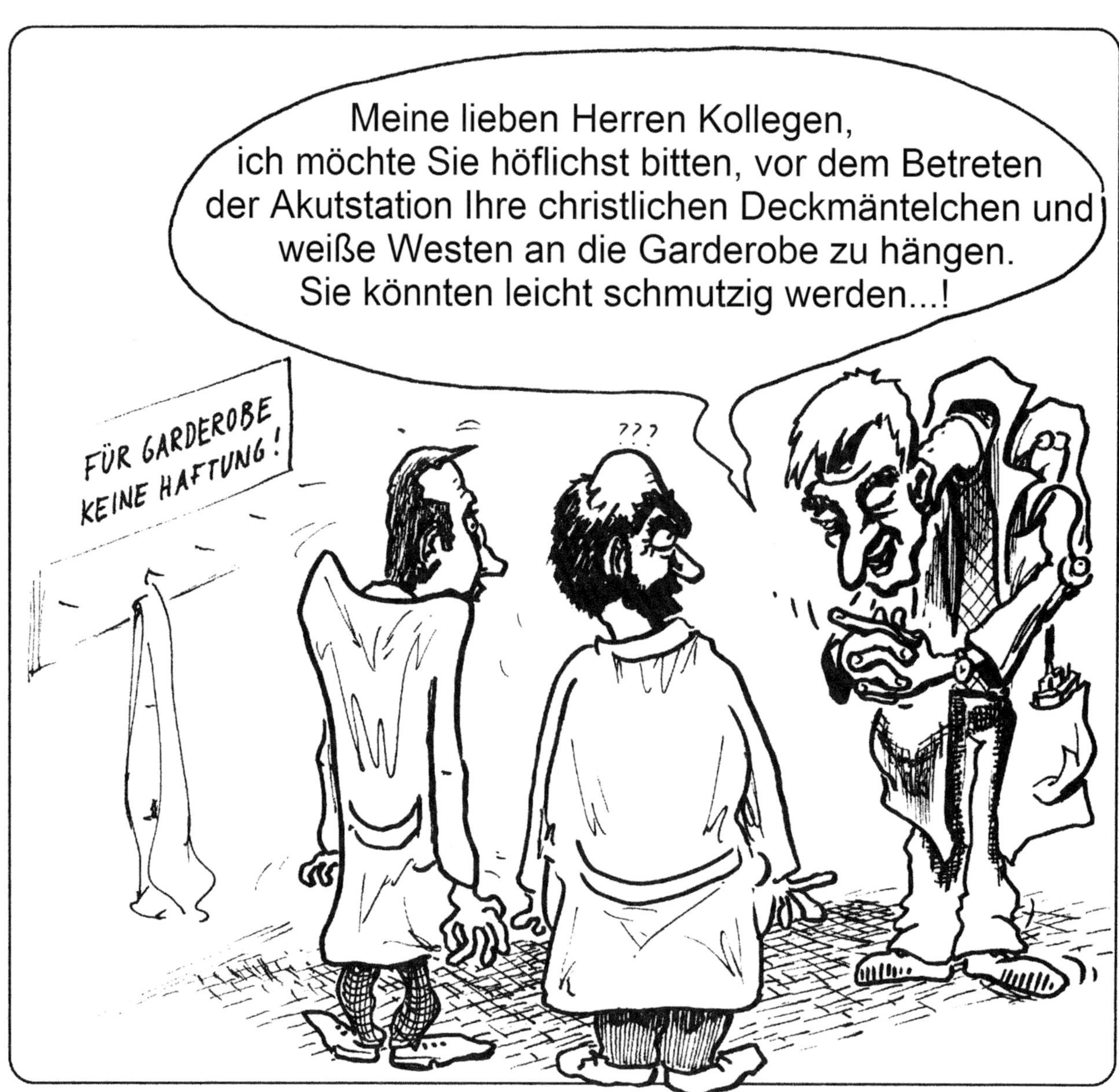
Meine lieben Herren Kollegen,
ich möchte Sie höflichst bitten, vor dem Betreten der Akutstation Ihre christlichen Deckmäntelchen und weiße Westen an die Garderobe zu hängen.
Sie könnten leicht schmutzig werden...!
FÜR GARDEROBE KEINE HAFTUNG!
???

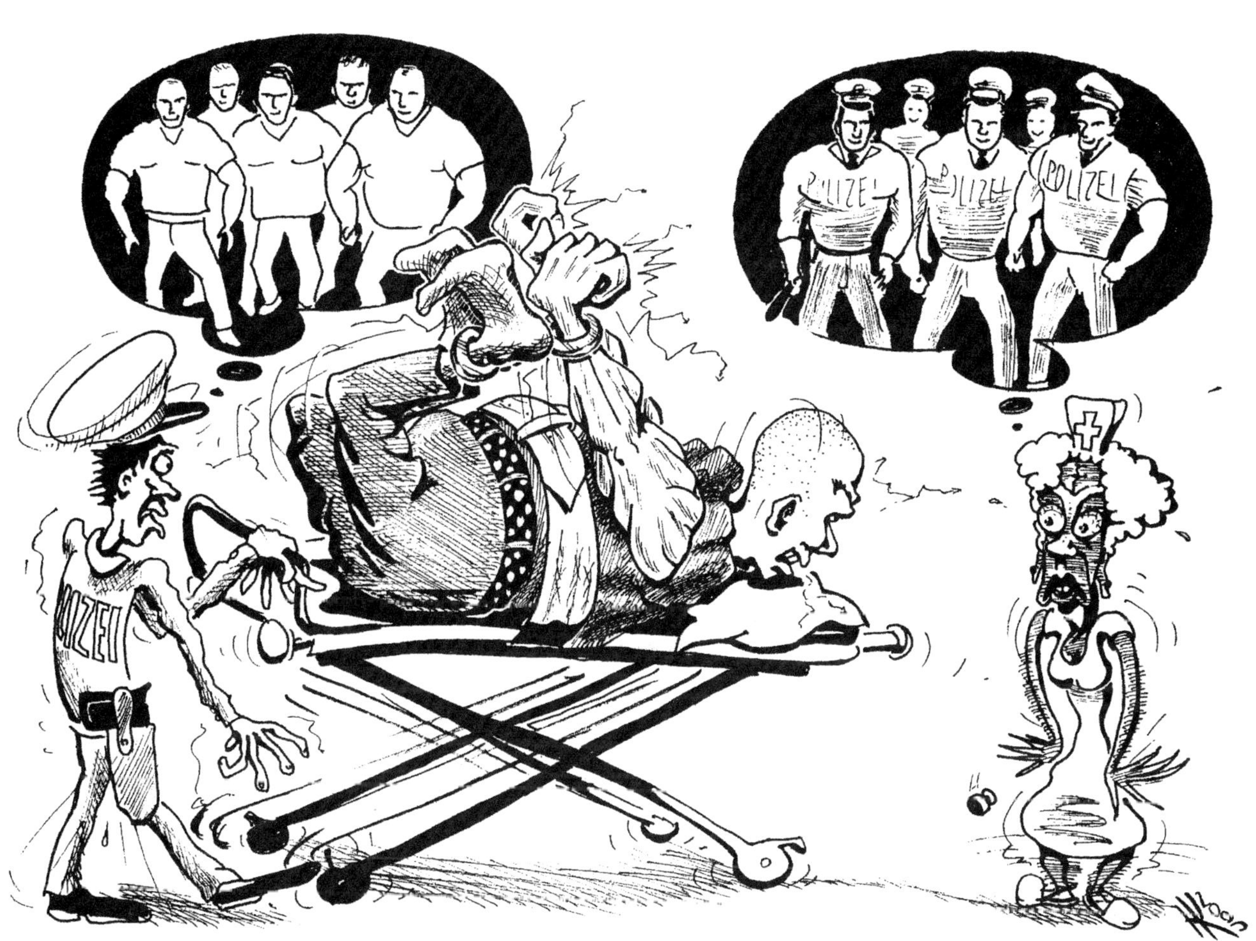
POLIZEI

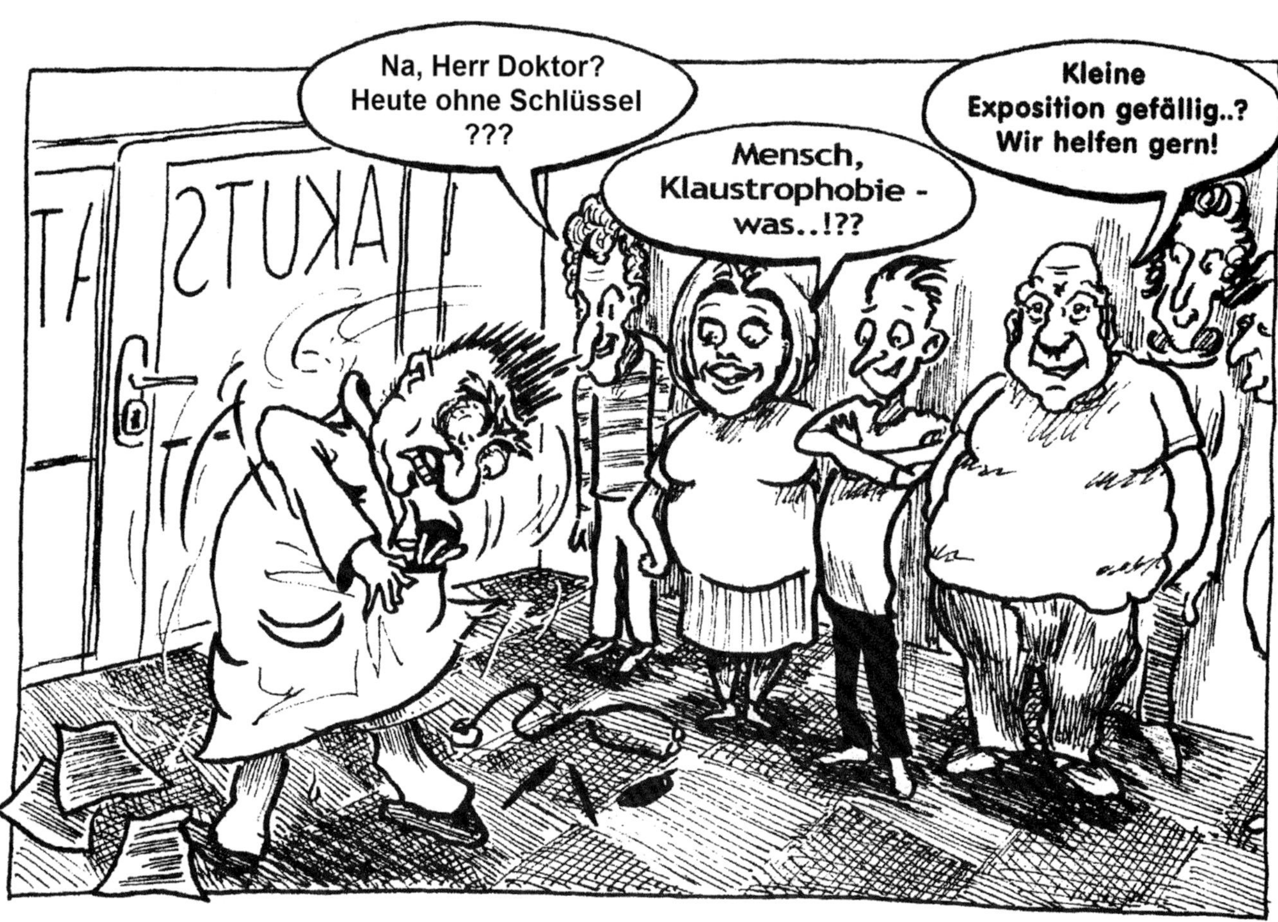
Na, Herr Doktor?
Heute ohne Schlüssel
???
Mensch,
Klaustrophobie -
was..!??
Kleine
Exposition gefällig..?
Wir helfen gern!

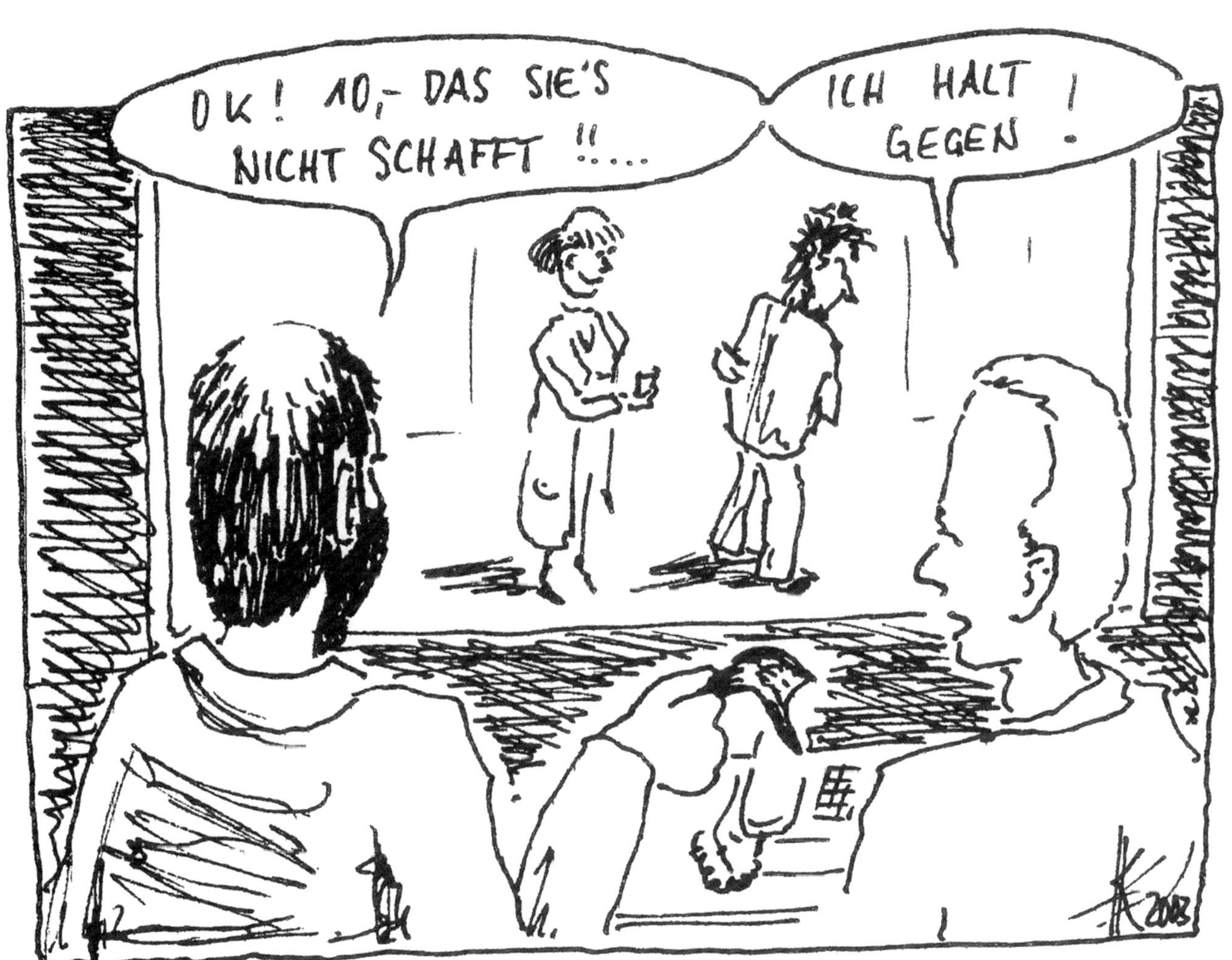
OK! 10,- DAS SIE'S NICHT SCHAFFT !!....
ICH HALT GEGEN!

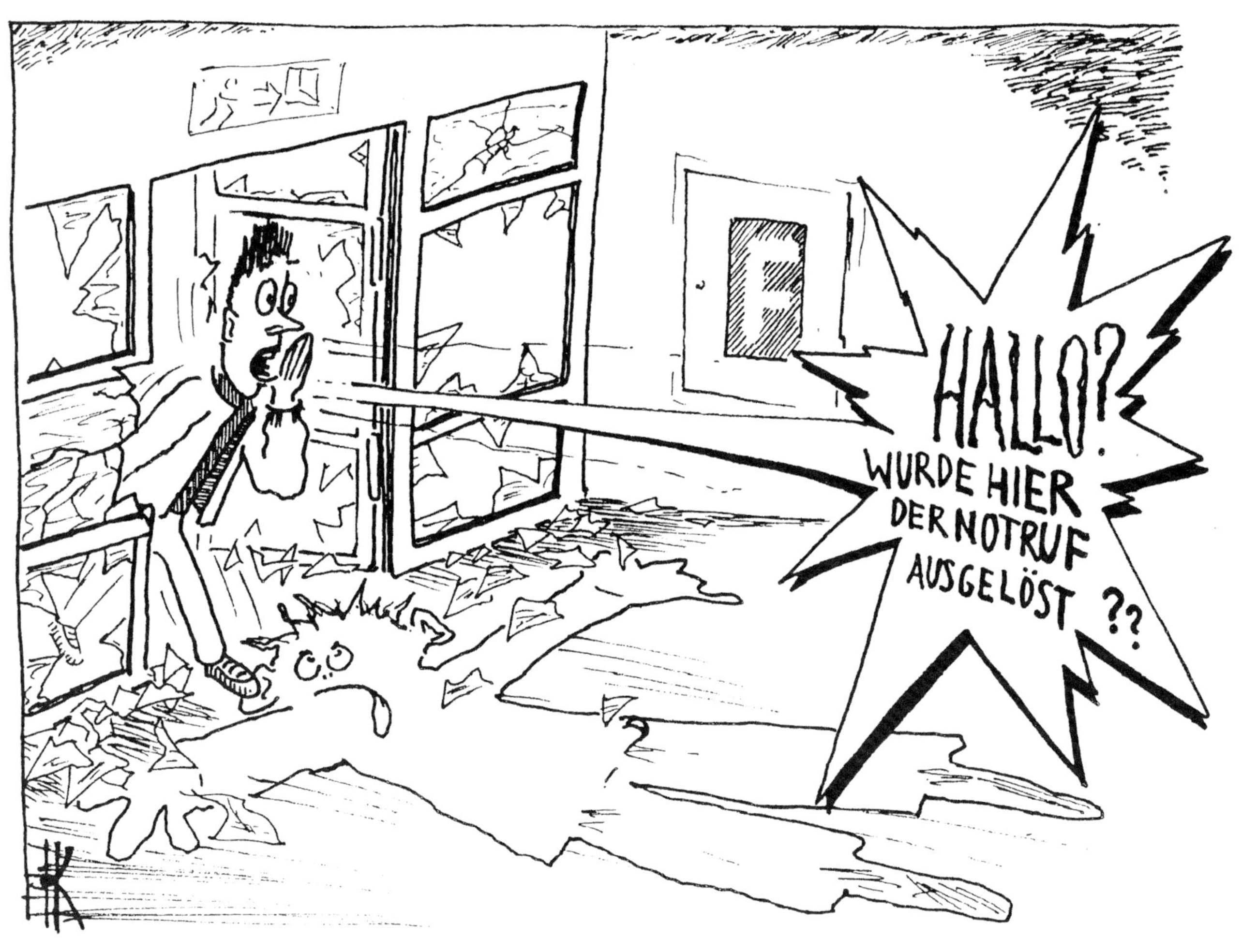
HALLO?
WURDE HIER
DER NOTRUF
AUSGELÖST ??

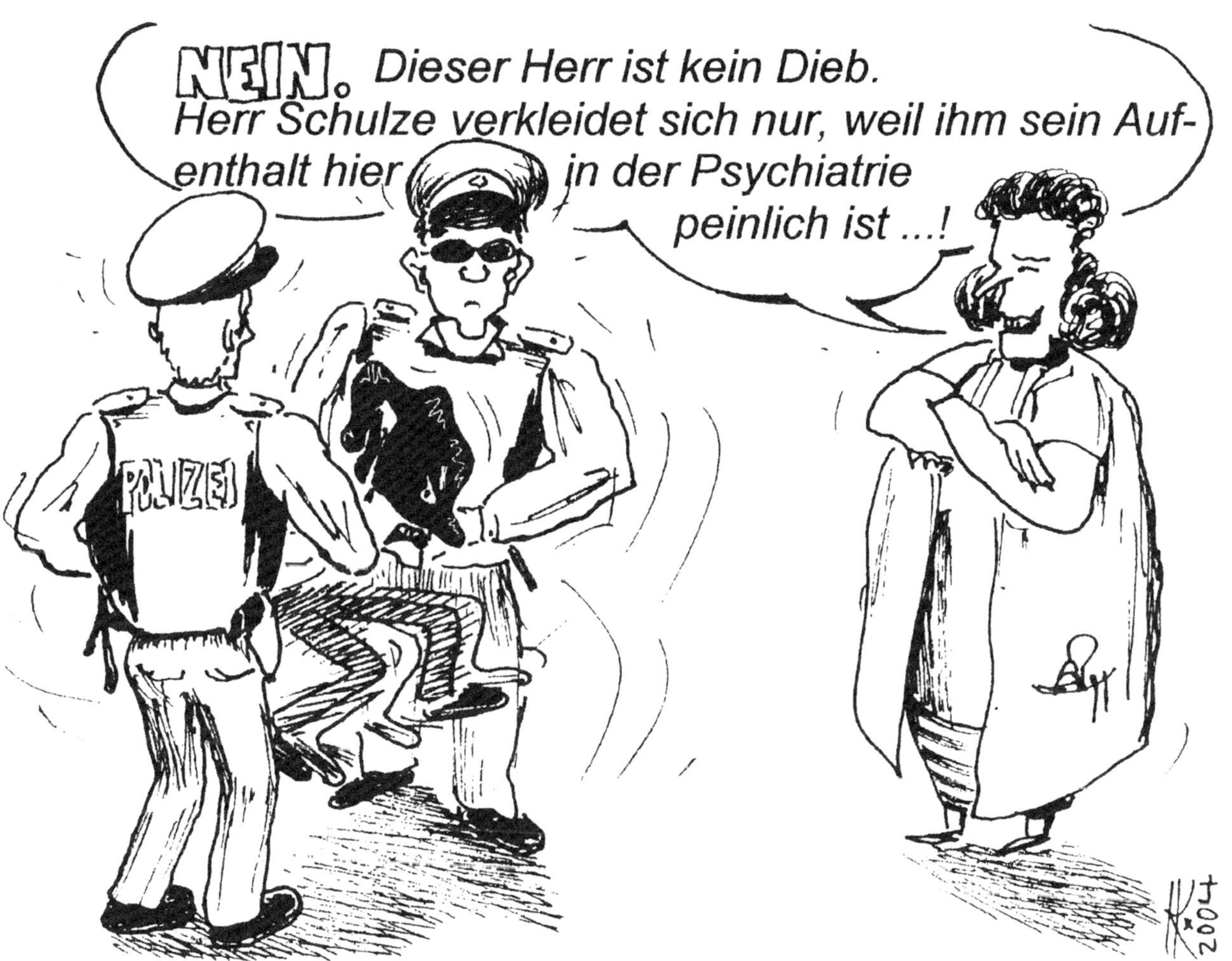
NEIN. Dieser Herr ist kein Dieb.
Herr Schulze verkleidet sich nur, weil ihm sein Aufenthalt hier in der Psychiatrie peinlich ist ...!
POLIZEI
2004

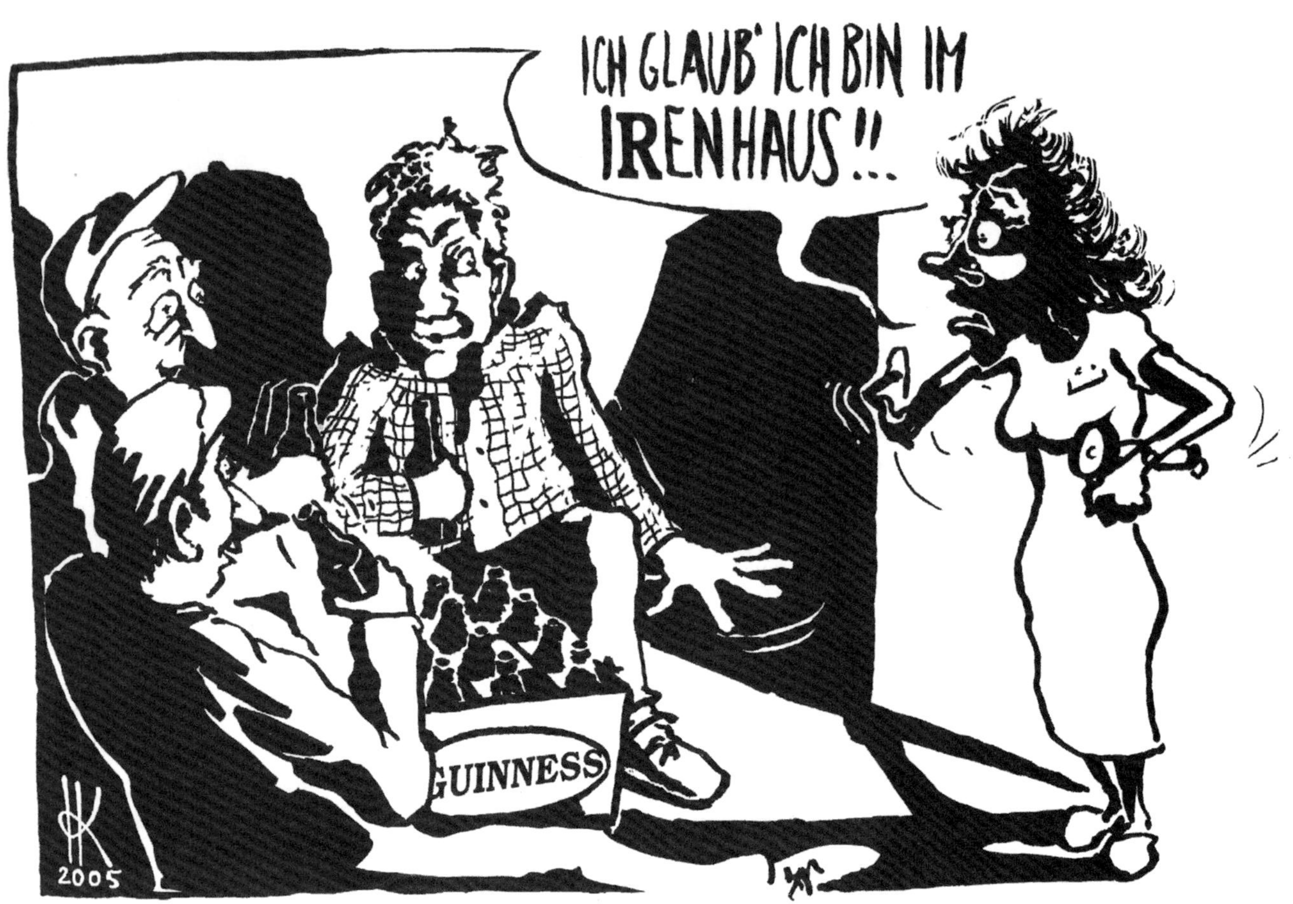
ICH GLAUB' ICH BIN IM IRENHAUS!!...
GUINNESS
2005

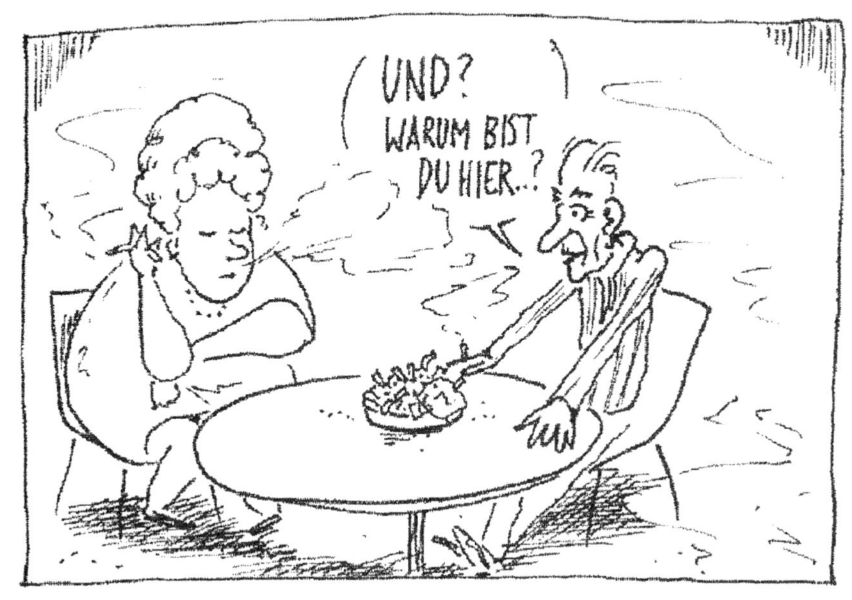
UND?
WARUM BIST
DU HIER..?

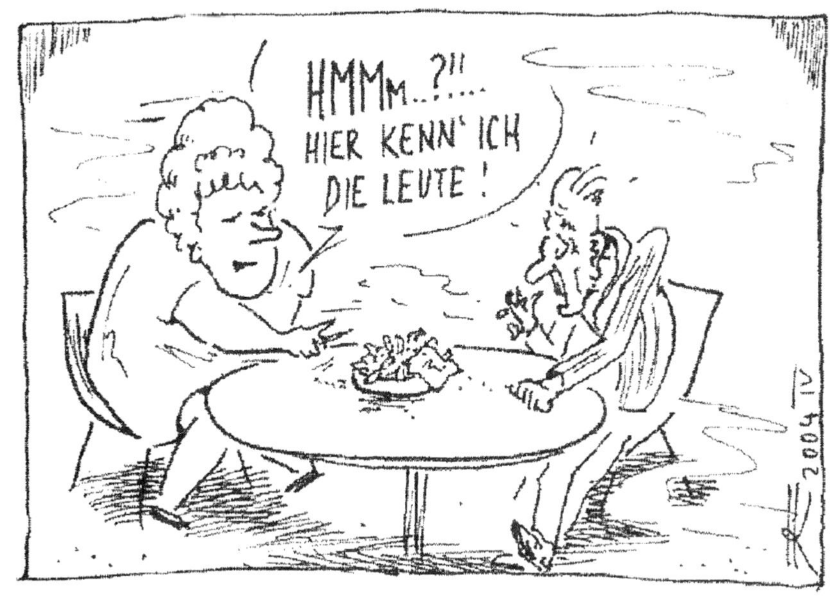
HMMm..?!!...
HIER KENN' ICH
DIE LEUTE!
2004 IV

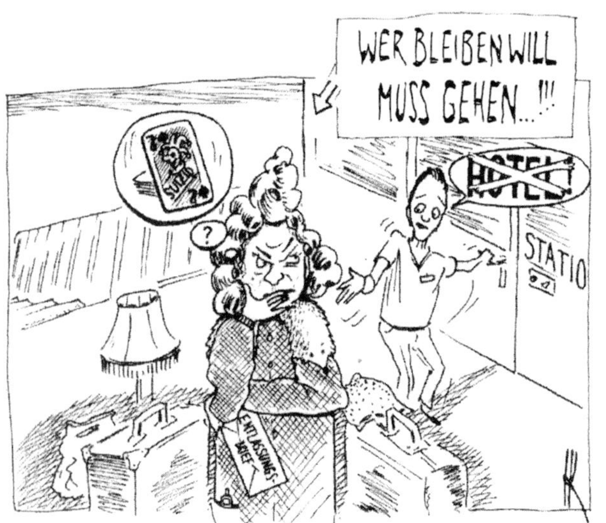

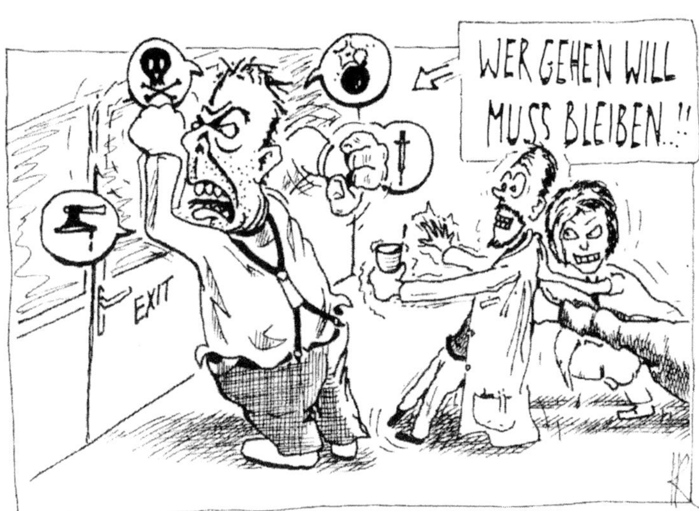

Die Zwei Gebote der Akutpsychiatrie

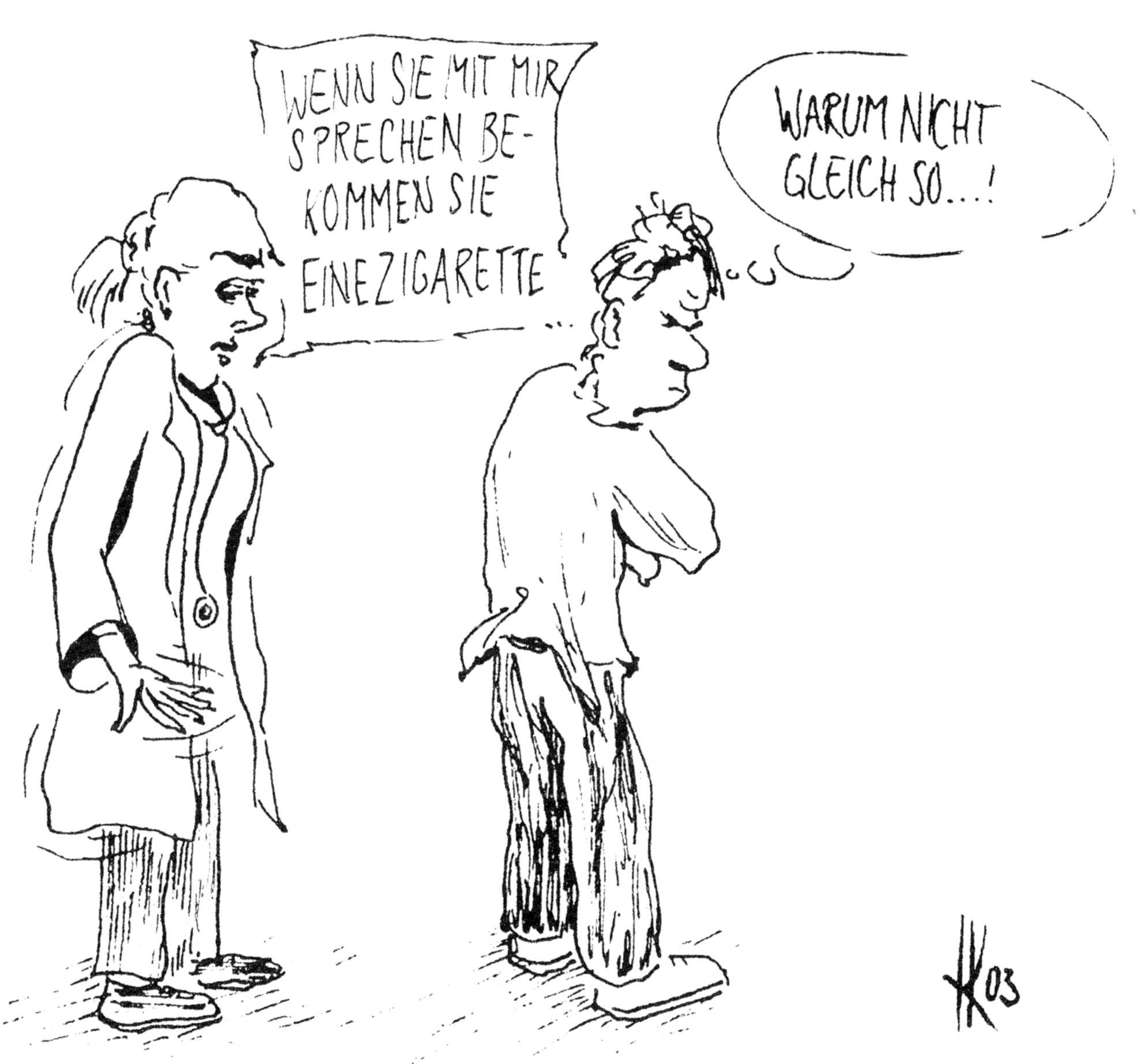
WENN SIE MIT MIR SPRECHEN BE-KOMMEN SIE EINE ZIGARETTE ...
WARUM NICHT GLEICH SO...!
HK 03

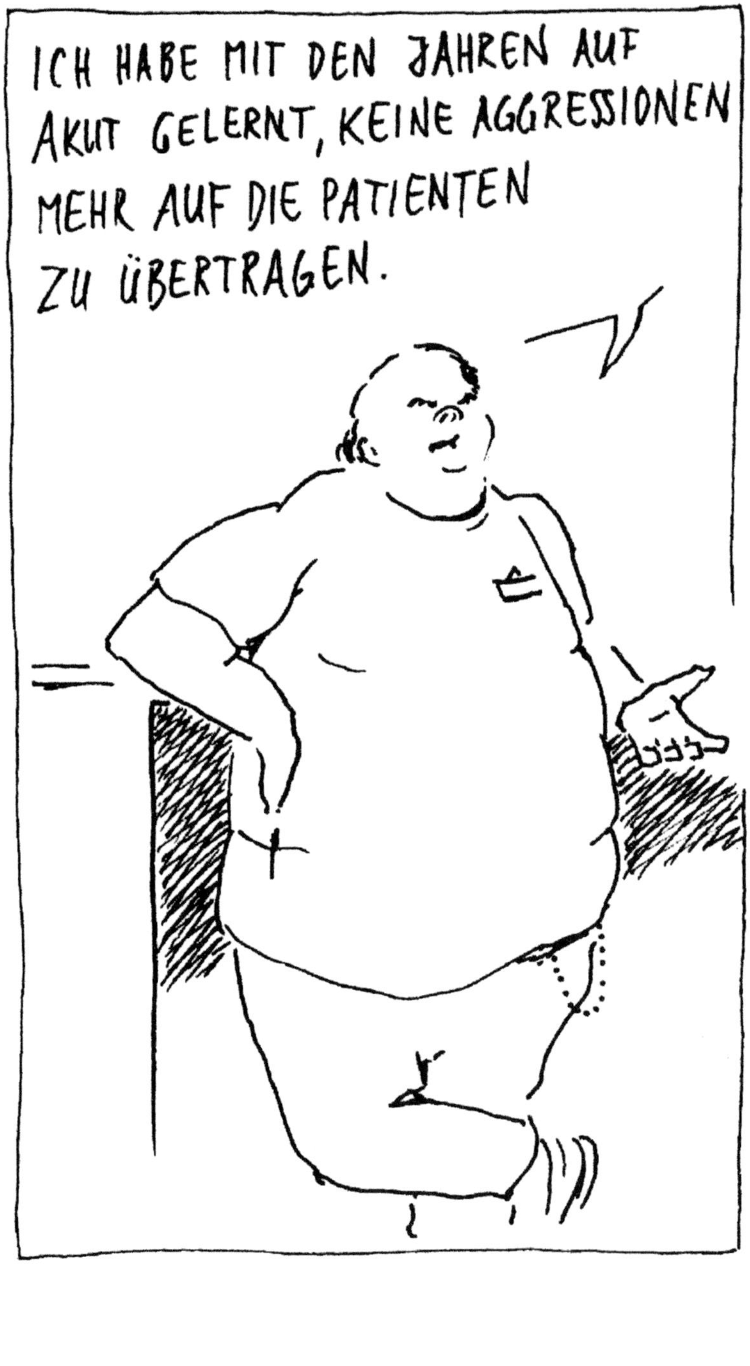

ICH HABE MIT DEN JAHREN AUF AKUT GELERNT, KEINE AGGRESSIONEN MEHR AUF DIE PATIENTEN ZU ÜBERTRAGEN.

Was Akutpflegekräfte alles aushalten müssen:

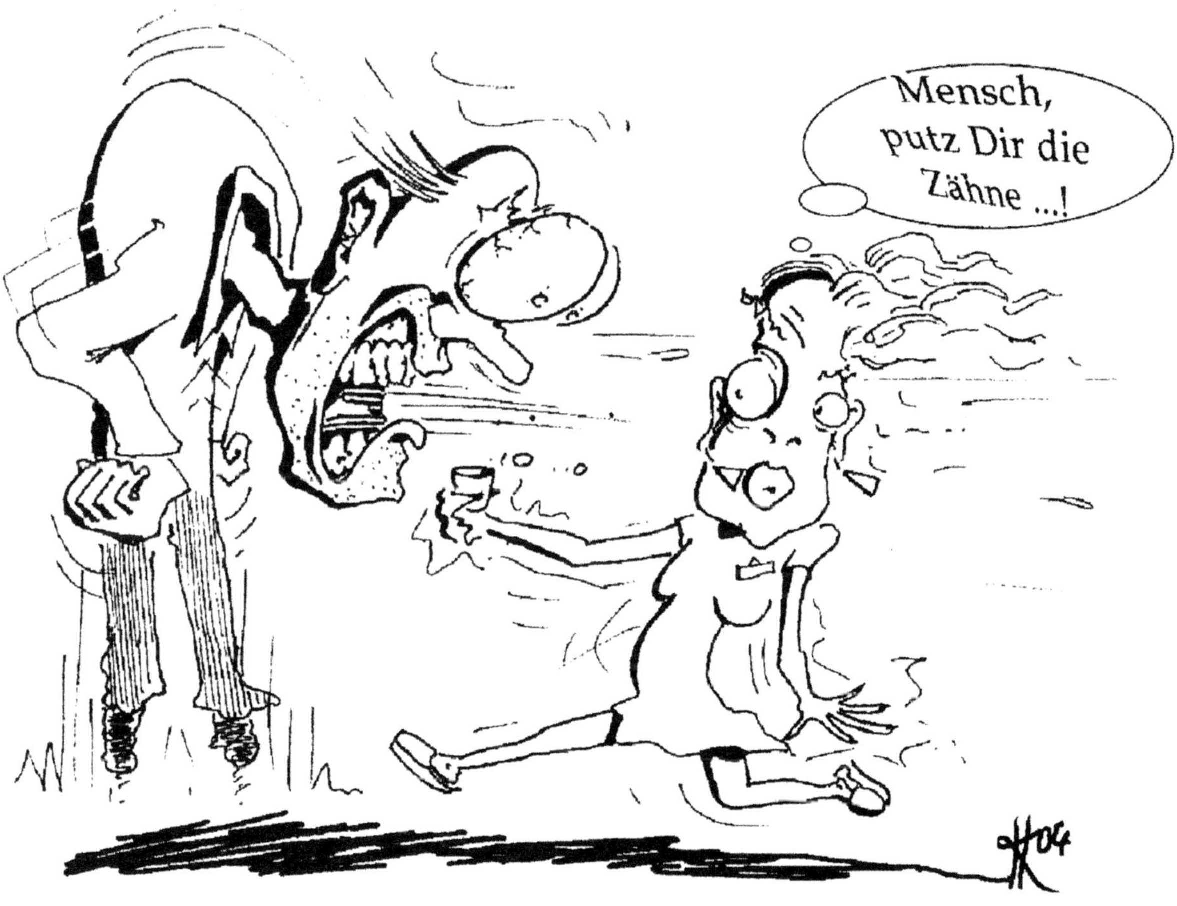

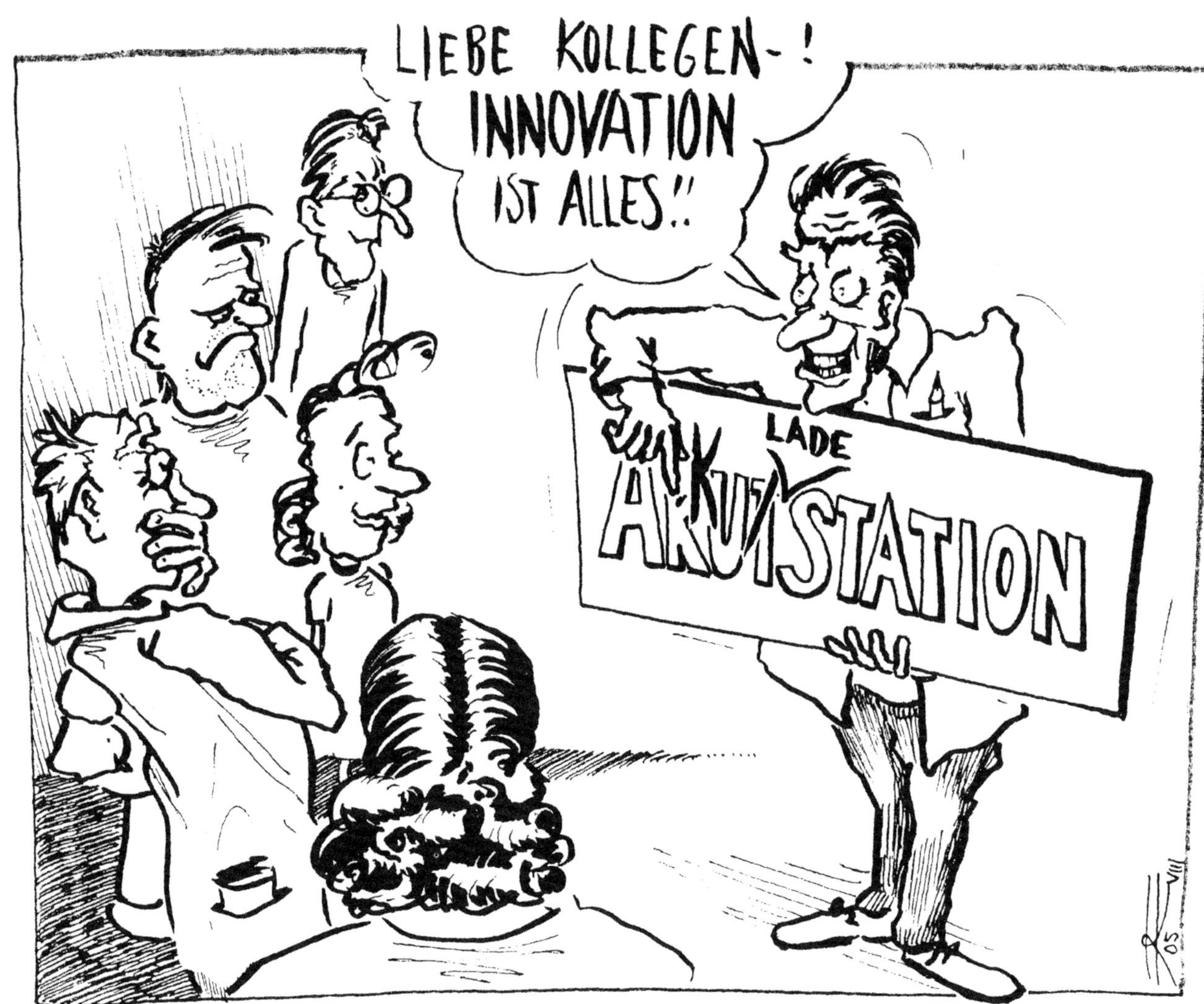

Aus Akutstationen werden Akkuladestationen.

Aus dem Werkzeugkoffer der Seelenheilkunde

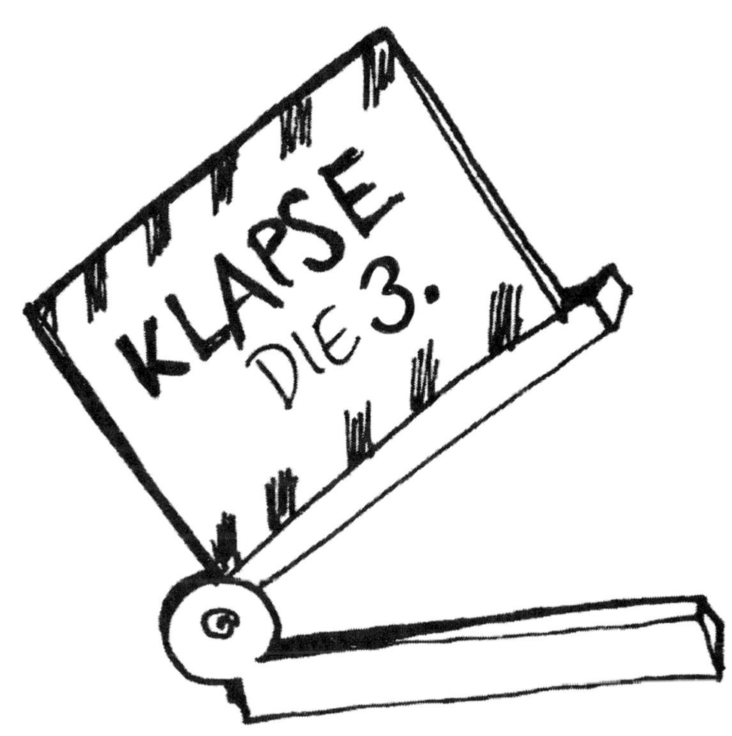

Die Psychiatrie bedient sich verschiedener Methoden und Ansätze, die zur Diagnostik und Behandlung psychischer Störungen, Linderung psychischer Beschwerden, Stabilisierung, Unterstützung, Bewältigung psychischer Krisen, Genesung oder Heilung beitragen. Wichtig ist dabei eine ganzheitliche Betrachtungsweise des Menschen. Am Anfang stehen eine ausführliche Eigen- und Fremdanamnese sowie die genaue Beobachtung der Verhaltensweisen eines Betroffenen. Die Beziehungsgestaltung und der Aufbau eines vertrauensvollen Verhältnisses sind dabei im Vordergrund. Verschiedene Fragestellungen oder Fragebögen können später zur Diagnosefindung beitragen.

Ein prägendes Element ist das Milieu einer Station. Es sollte offen, freundlich und einladend sein, aber auch Rückzugsmöglichkeiten (für Personal und Patienten) bieten – am besten wie im normalen Leben. Eine Station sollte sich eher an privaten Wohnbegebenheiten orientieren, als einen künstlichen Klinikcharakter zu schaffen. Zu diskutieren wäre dabei auch das Tragen von Dienstkleidung, was nicht zur Normalität gehört und manchmal eine Kluft zwischen Personal und Patient entstehen lässt. Vielleicht hat die Arbeitskluft so ihren Namen erhalten. Das Milieu wird neben den baulichen Anforderungen und der äußeren Gestaltung sehr stark von den Mitarbeitern und deren Einstellung sowie Haltung beeinflusst. Eine freundlich-offene Haltung schafft Vertrauen und nimmt Ängste. Eine wohnliche Atmosphäre kann den Einstieg in eine Behandlung enorm erleichtern. Das Milieu kann sich positiv auf die Behandlung und ihre Dauer auswirken. Humor ist dabei ein wichtiger gesundheitsfördernder Faktor innerhalb eines Milieus.

Ein weiteres, zentrales Element der Behandlung stellt die Psychotherapie dar. Es gibt drei anerkannte Hauptformen der Psychotherapie, für welche in Deutschland die Kosten von den Krankenkassen übernommen werden: tiefenpsychologisch fundierte Psychotherapie, Psychoanalyse und Verhaltenstherapie. Daneben gibt es eine Vielzahl weiterer psychotherapeutischer Ansätze und Methoden (z. B. humanistisch, systemisch, körperorientiert) sowie alternative Behandlungsmethoden und -konzepte. In der Therapie gibt es verschiedene Settings. Dazu zählen Einzeltherapie, Gruppentherapie, Familientherapie oder Paartherapie. Dort werden verschiedene Ansätze, wie beispielsweise Gesprächstechniken, Imaginationsübungen, Entspannungstechniken, Achtsamkeit, die Arbeit mit dem inneren Kind, EFT oder EMDR von Ärzten oder Psychologen angewandt.

Die verschiedenen ergänzenden Therapieverfahren (Ergo-, Kunst-, Bewegungs-, Tanz-, Musiktherapie, etc.) sind eine weitere tragende Säule innerhalb eines Behandlungskonzeptes und auch tiergestützte Therapie kann manchmal Wunder bewirken.

Wichtig ist es, die Angehörigen psychisch kranker Menschen frühzeitig in die Behandlung mit einzubeziehen. Ebenso sollte der trialogische Ansatz zu einer Selbstverständlichkeit gehören. Manchmal kann es in der Behandlung helfen, wenn man den bekannten Satz von Hermann Hesse (1877 – 1962) verinnerlicht hat: *» Man muss das Unmögliche versuchen, um das Mögliche zu erreichen. «*

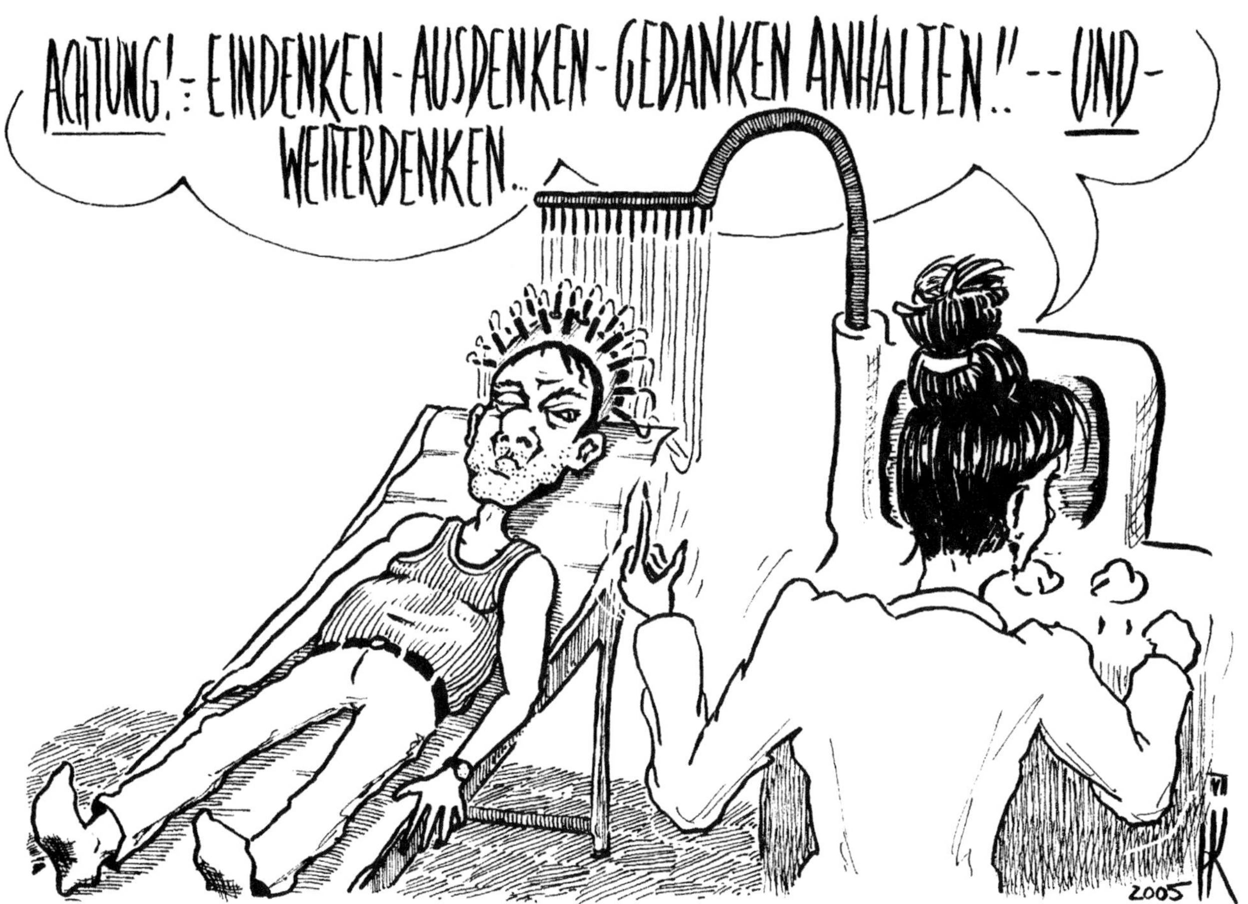
ACHTUNG! – EINDENKEN – AUSDENKEN – GEDANKEN ANHALTEN!" – – UND – WEITERDENKEN...
2005

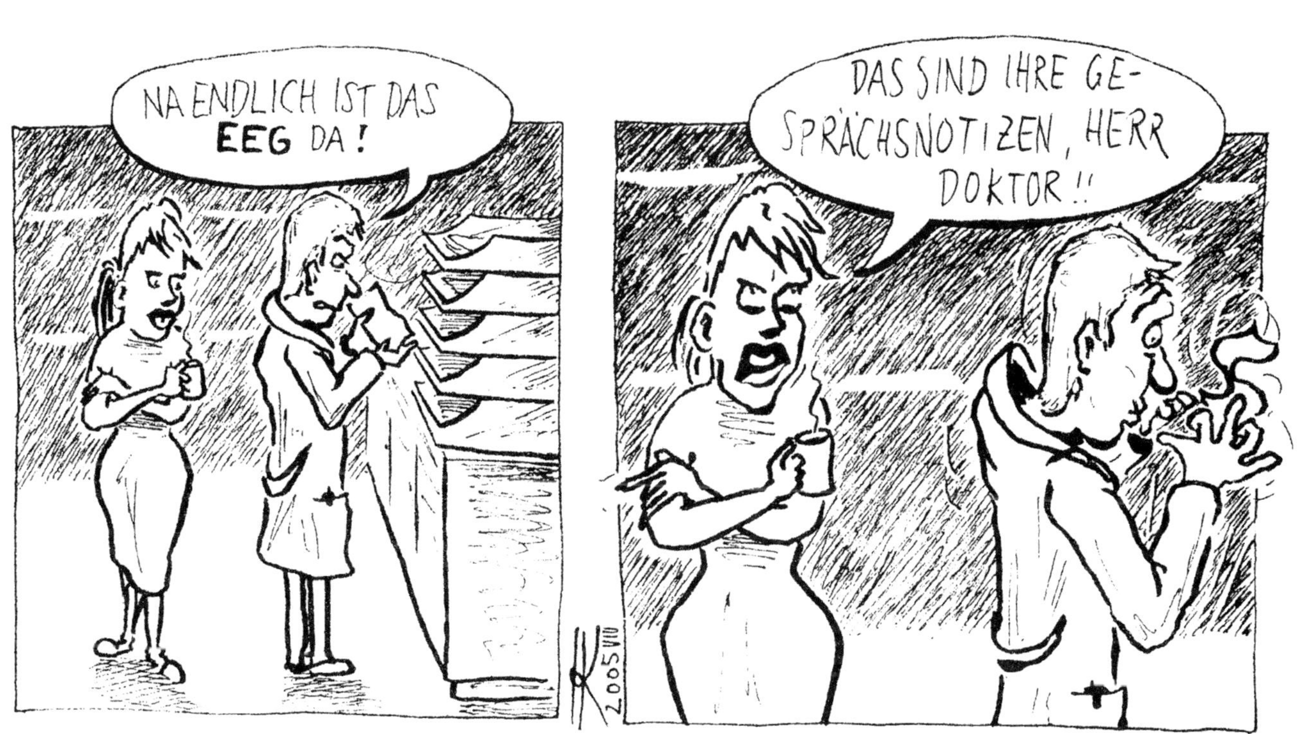
NA ENDLICH IST DAS **EEG** DA!
DAS SIND IHRE GE-SPRÄCHSNOTIZEN, HERR DOKTOR!!

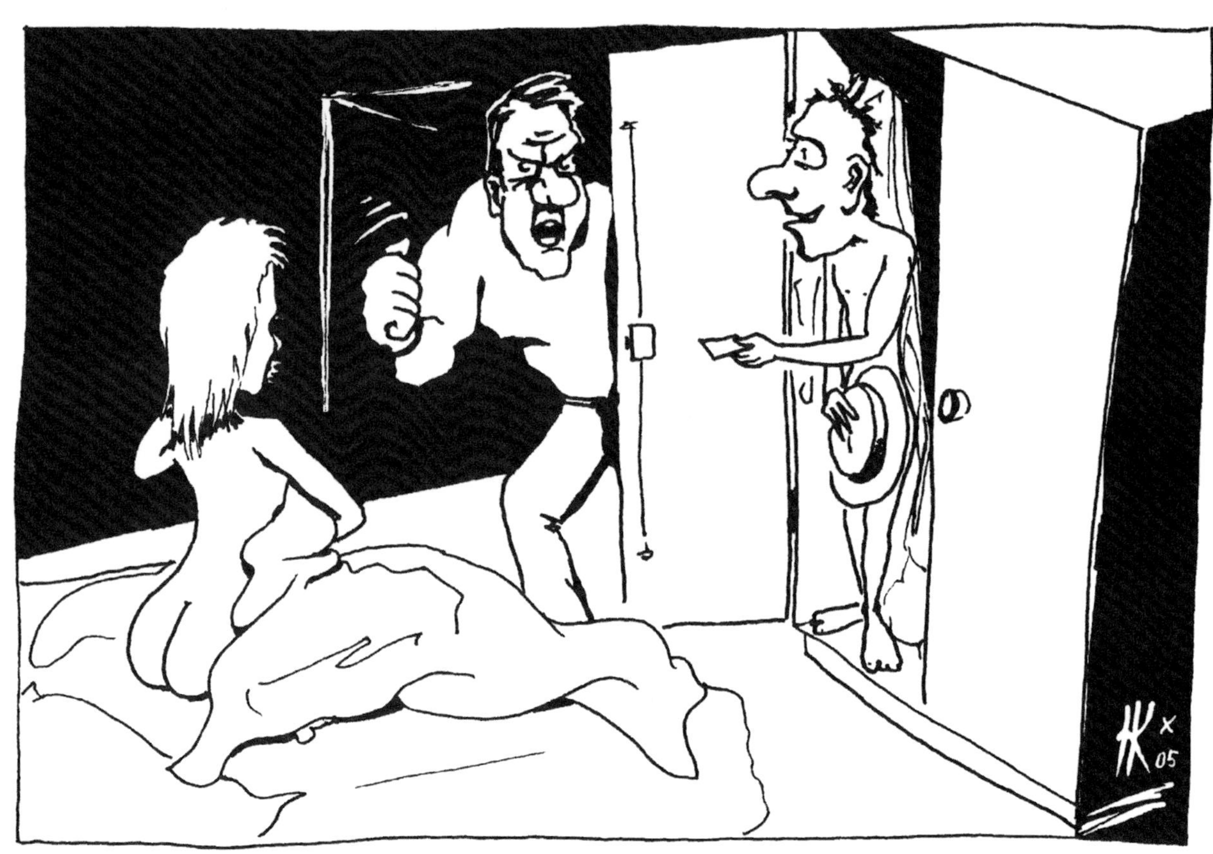

Ich glaube, Sie haben dringend Paartherapie nötig - hier meine Karte.

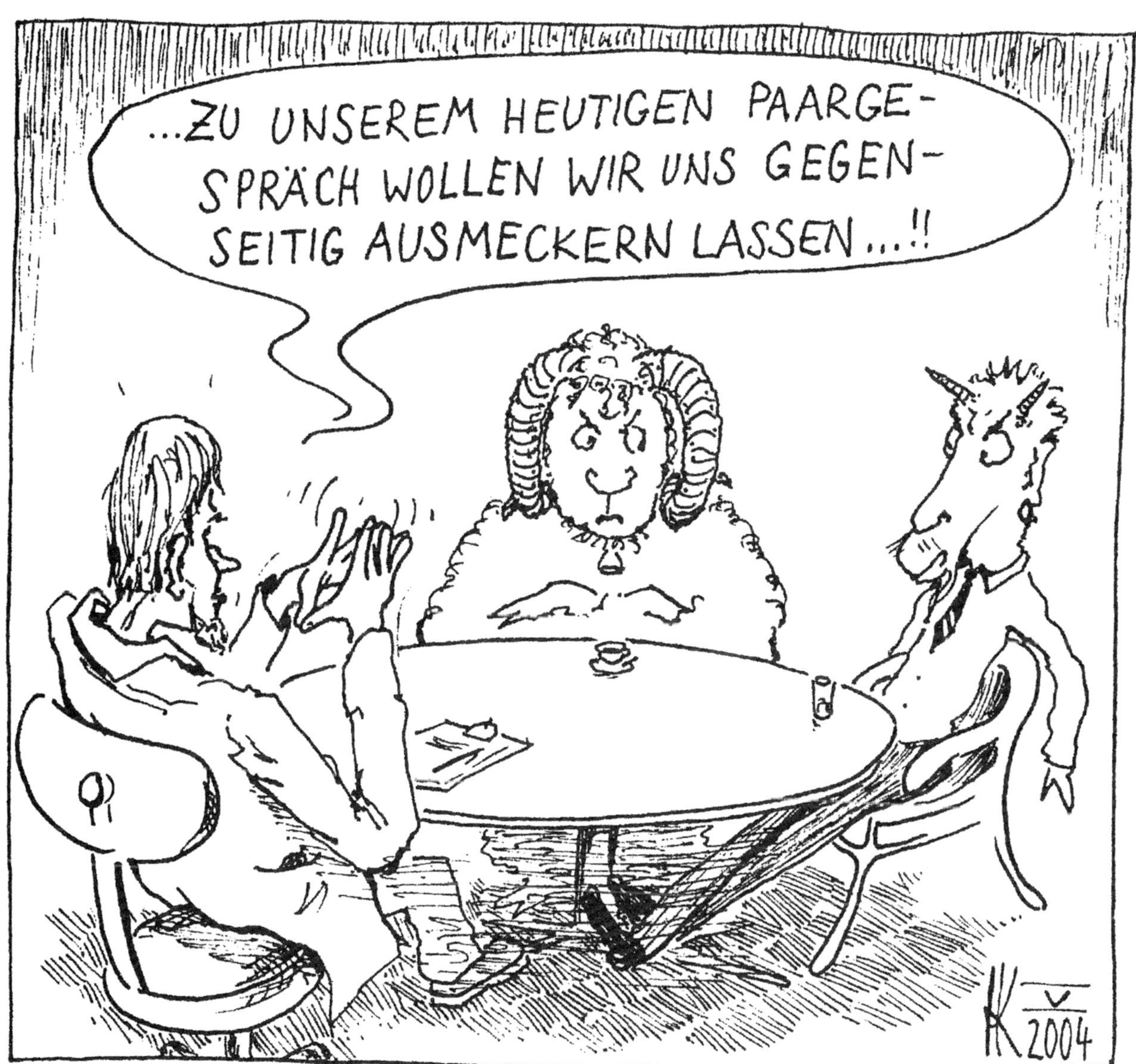
...ZU UNSEREM HEUTIGEN PAARGE-
SPRÄCH WOLLEN WIR UNS GEGEN-
SEITIG AUSMECKERN LASSEN...!!
2004

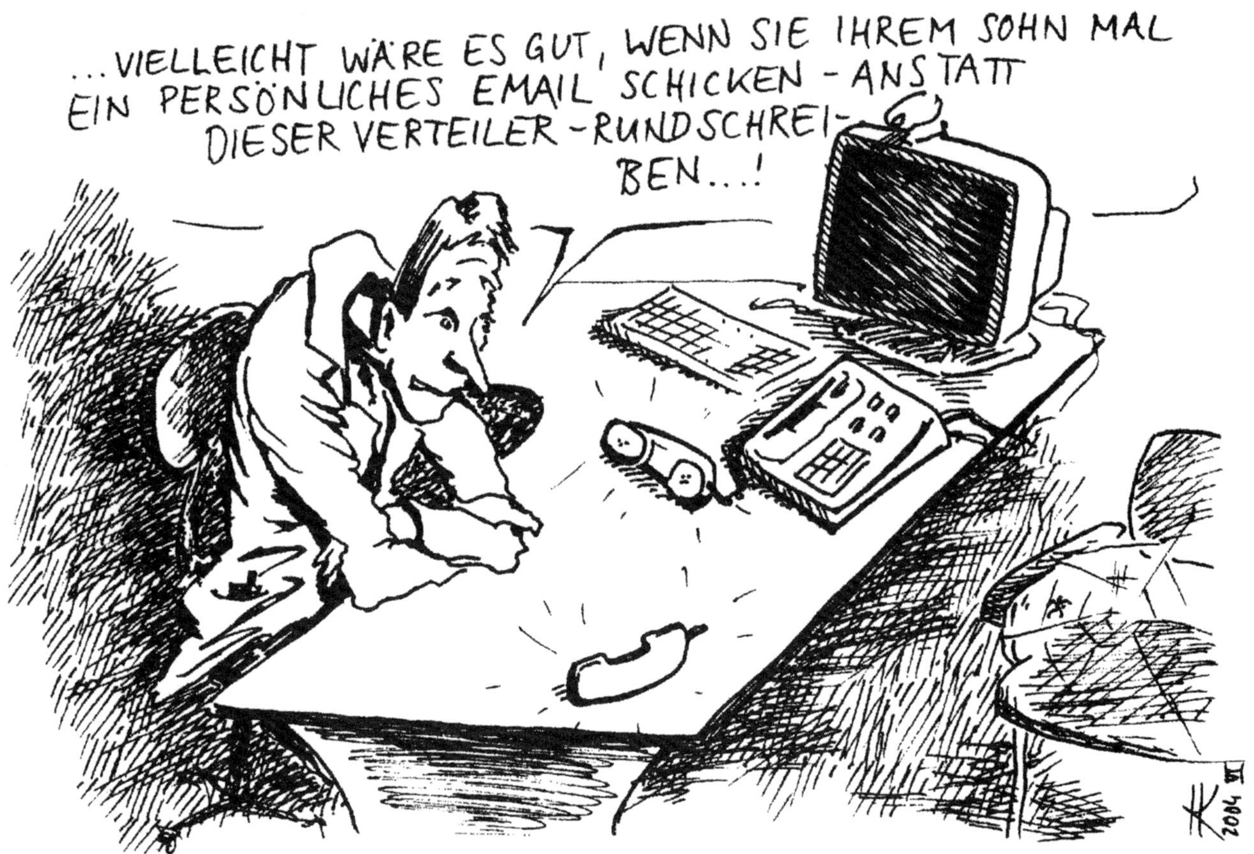

Technik machts möglich: Familientherapeutische Intervention.

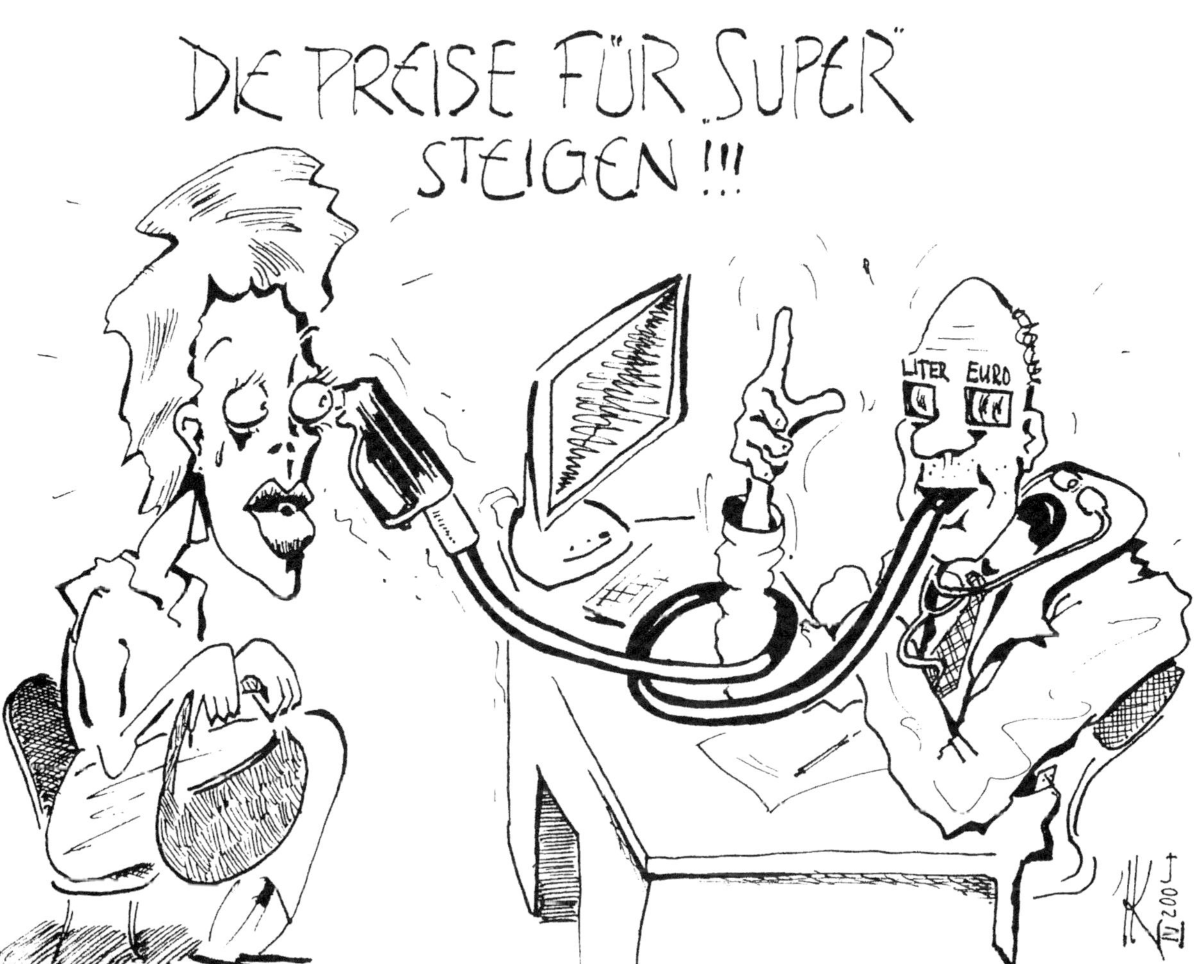
DIE PREISE FÜR „SUPER“
STEIGEN !!!
LITER
EURO

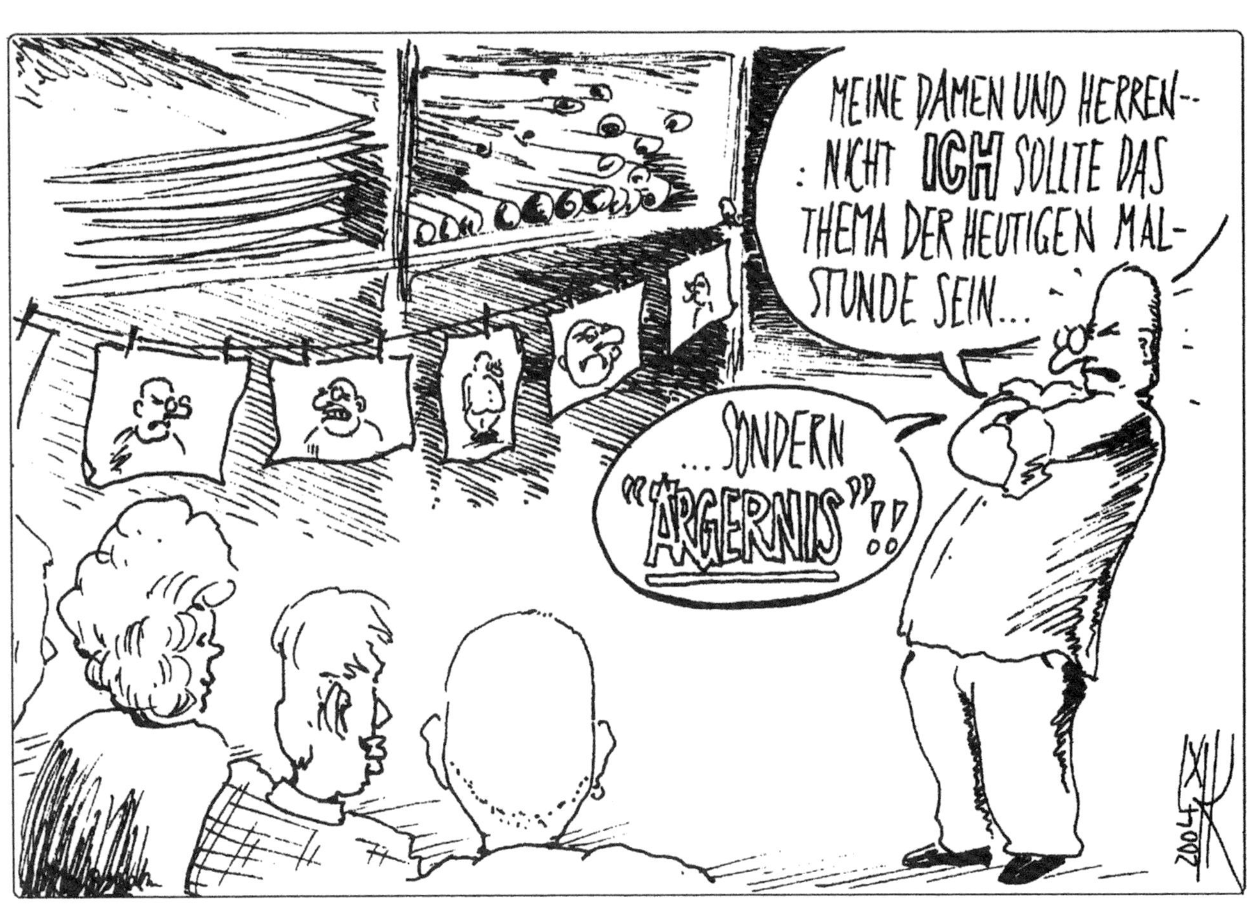
MEINE DAMEN UND HERREN--
NICHT ICH SOLLTE DAS
THEMA DER HEUTIGEN MAL-
STUNDE SEIN...
...SONDERN
"ÄRGERNIS"!!

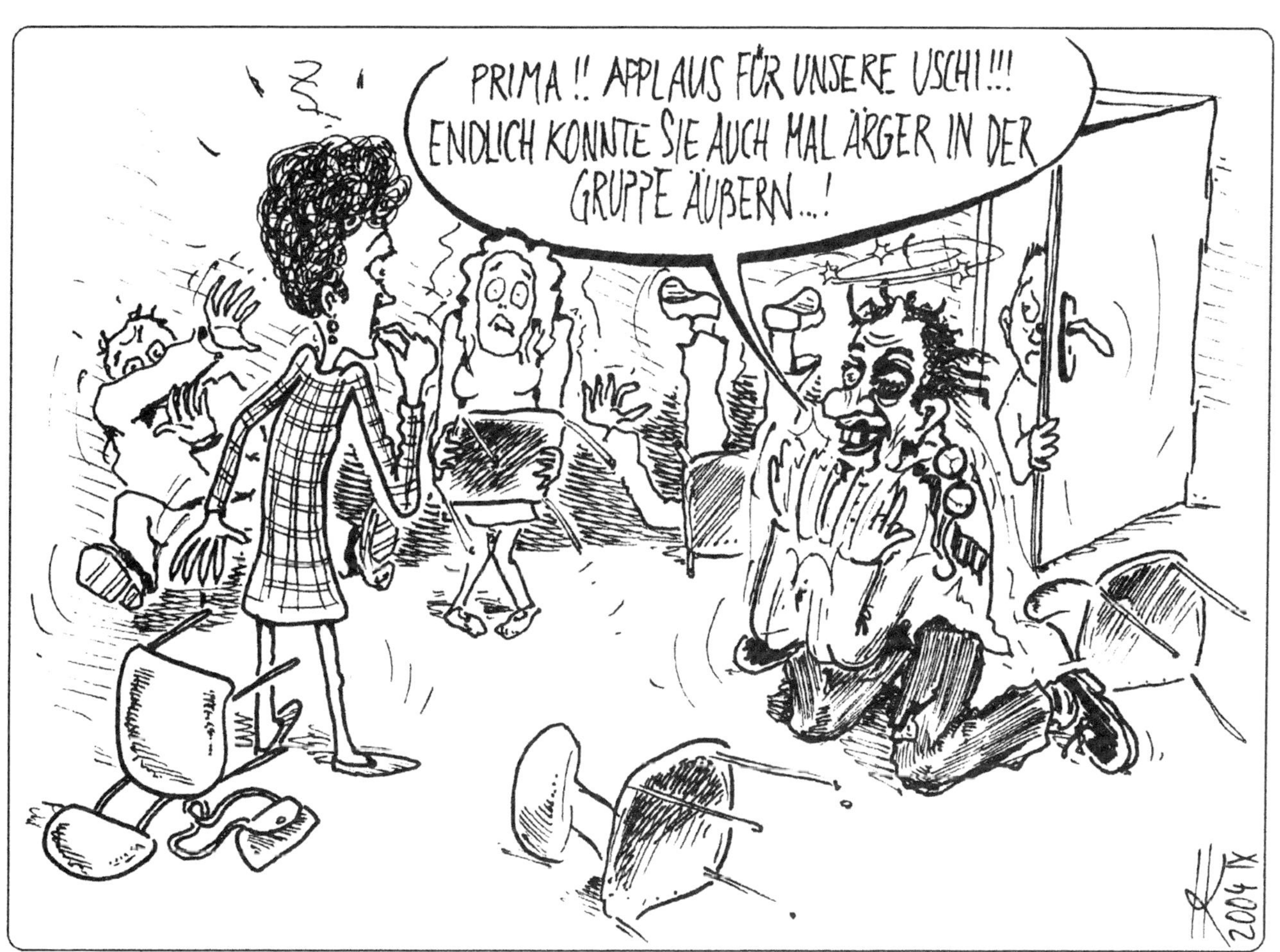
PRIMA!! APPLAUS FÜR UNSERE USCHI!!!
ENDLICH KONNTE SIE AUCH MAL ÄRGER IN DER
GRUPPE ÄUßERN...!
2004 IX

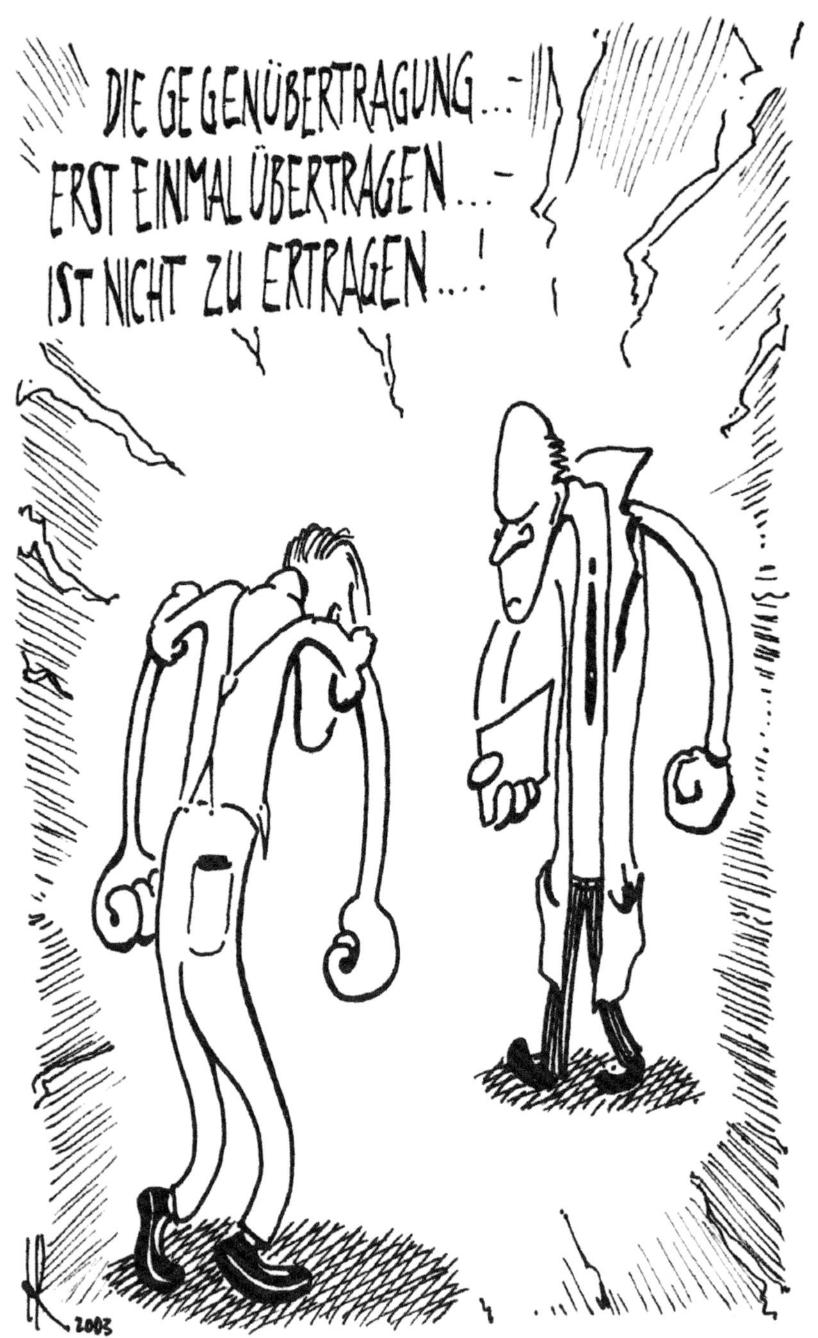
DIE GEGENÜBERTRAGUNG...–
ERST EINMAL ÜBERTRAGEN...–
IST NICHT ZU ERTRAGEN...!
2003

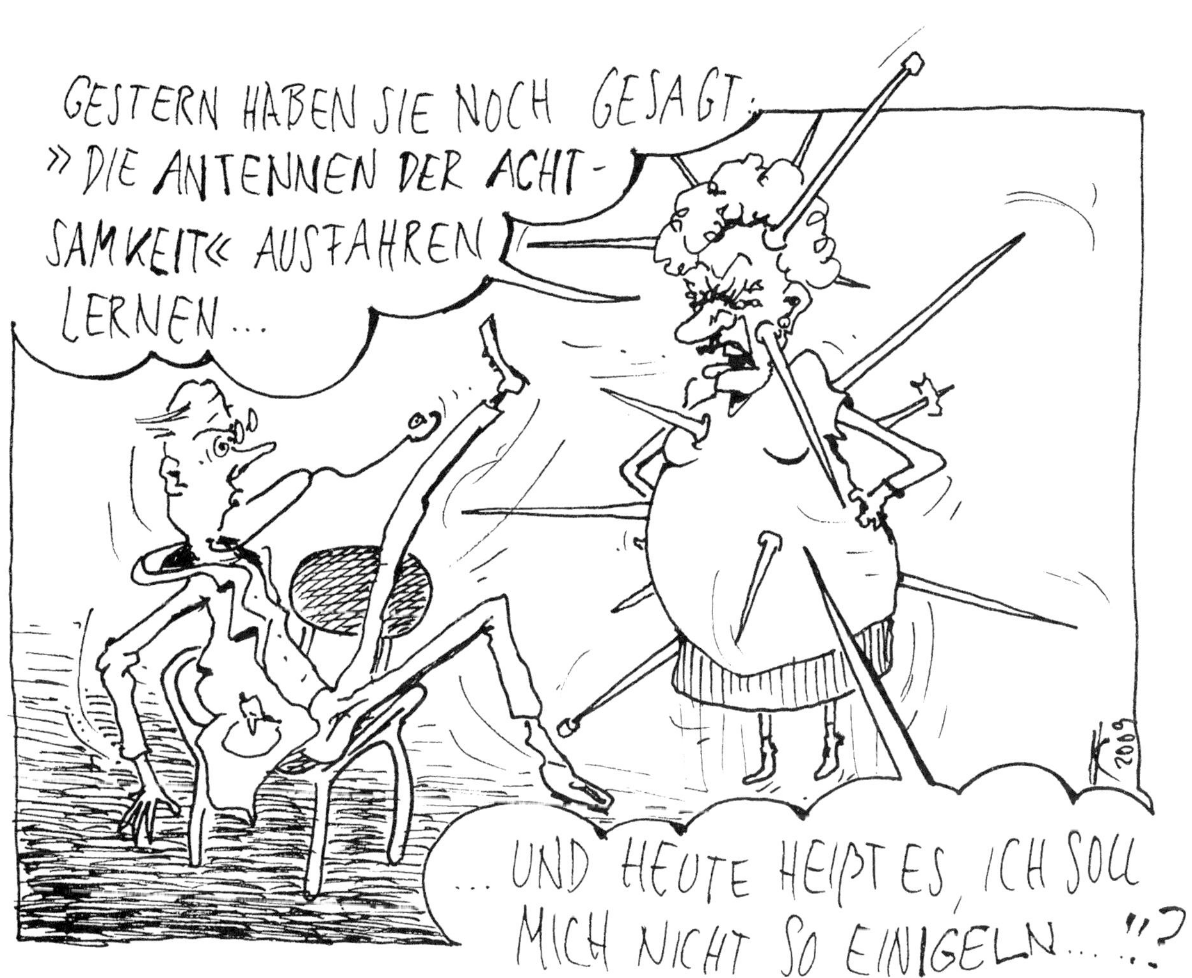
GESTERN HABEN SIE NOCH GESAGT: »DIE ANTENNEN DER ACHTSAMKEIT« AUSFAHREN LERNEN …
… UND HEUTE HEIẞT ES, ICH SOLL MICH NICHT SO EINIGELN …!?

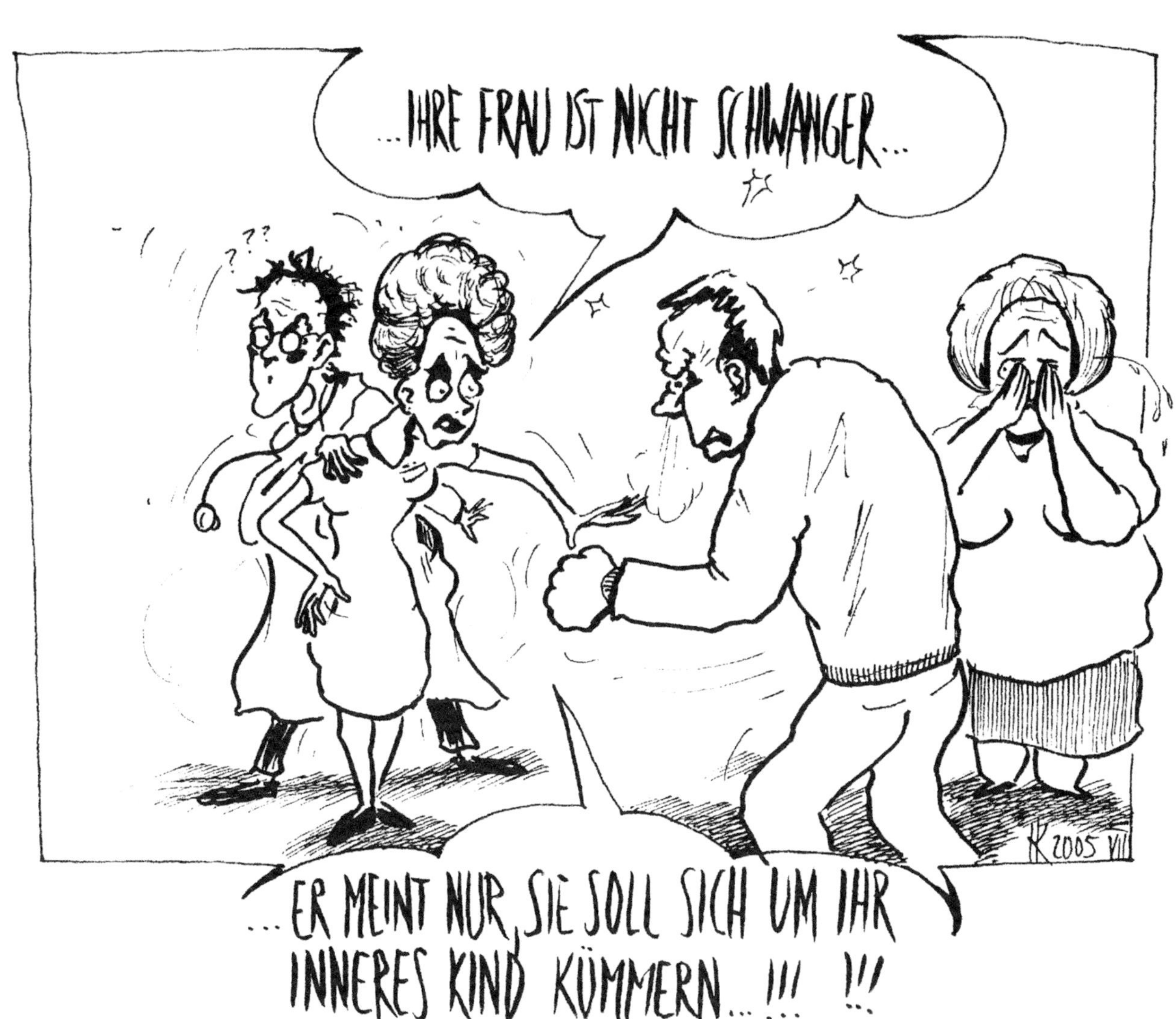
...IHRE FRAU IST NICHT SCHWANGER...
...ER MEINT NUR, SIE SOLL SICH UM IHR INNERES KIND KÜMMERN...!!! !!!

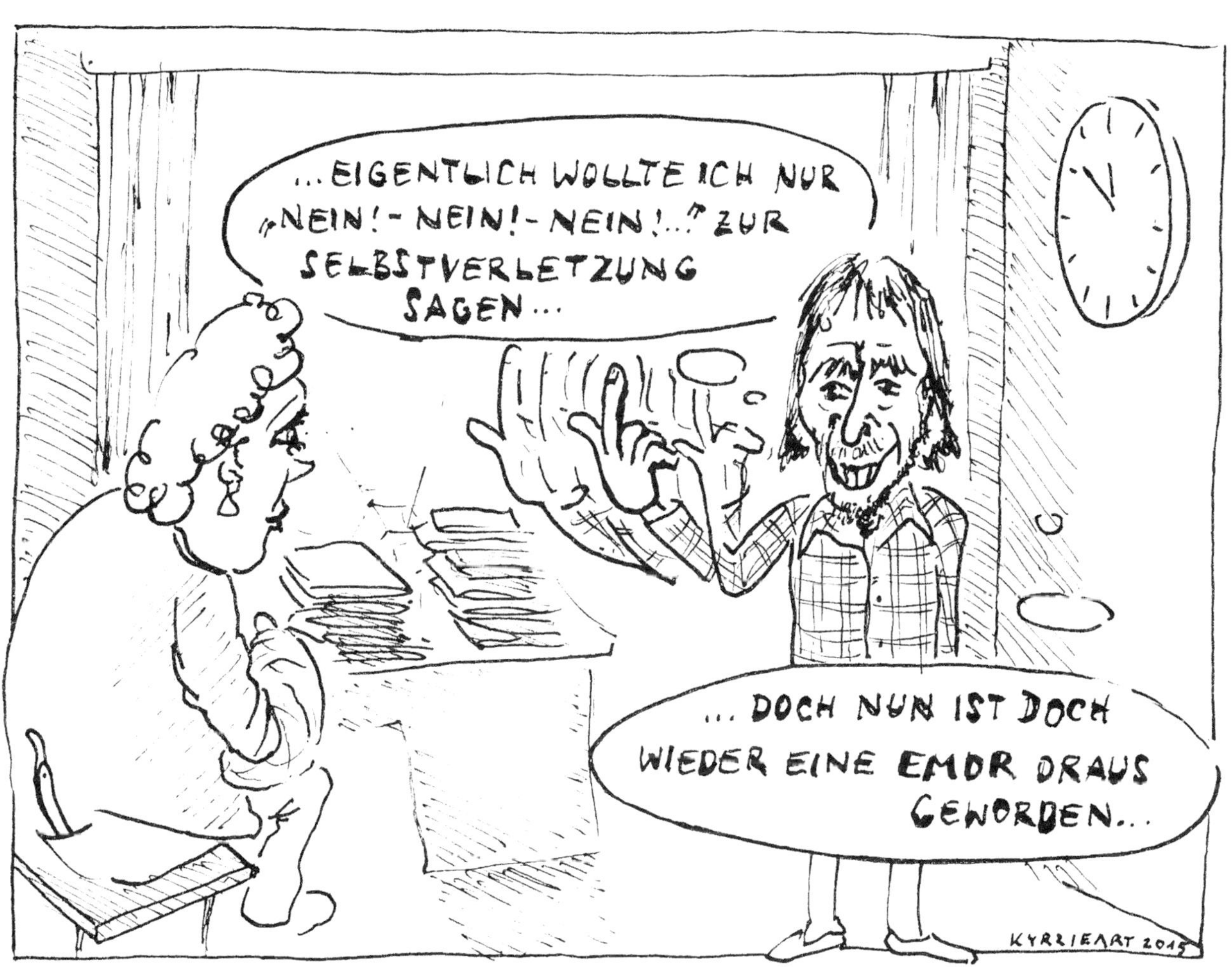
...EIGENTLICH WOLLTE ICH NUR „NEIN! - NEIN! - NEIN!..." ZUR SELBSTVERLETZUNG SAGEN...
...DOCH NUN IST DOCH WIEDER EINE EMDR DRAUS GEWORDEN...
KYRZIEART 2015

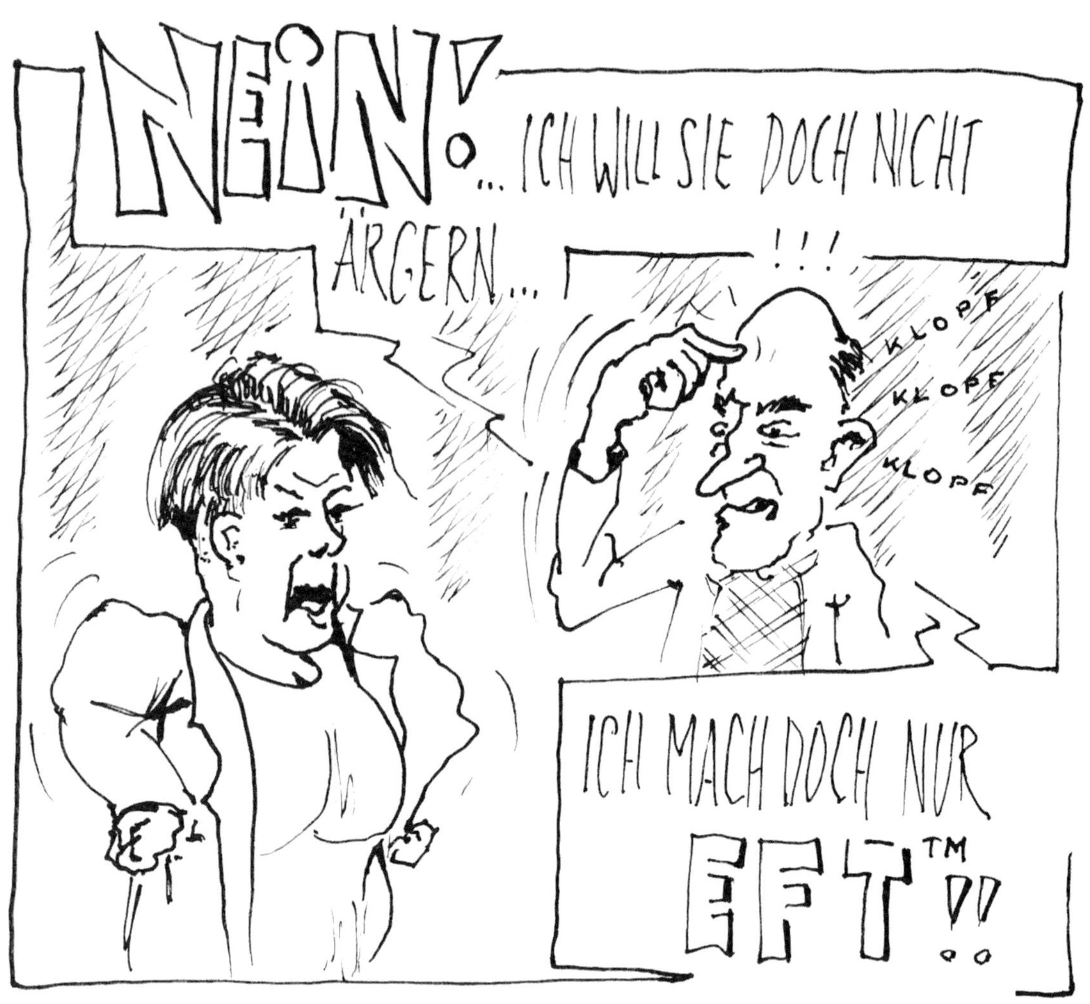
NEIN!... ICH WILL SIE DOCH NICHT ÄRGERN...
!!!
KLOPF
KLOPF
KLOPF
ICH MACH DOCH NUR EFT™!!

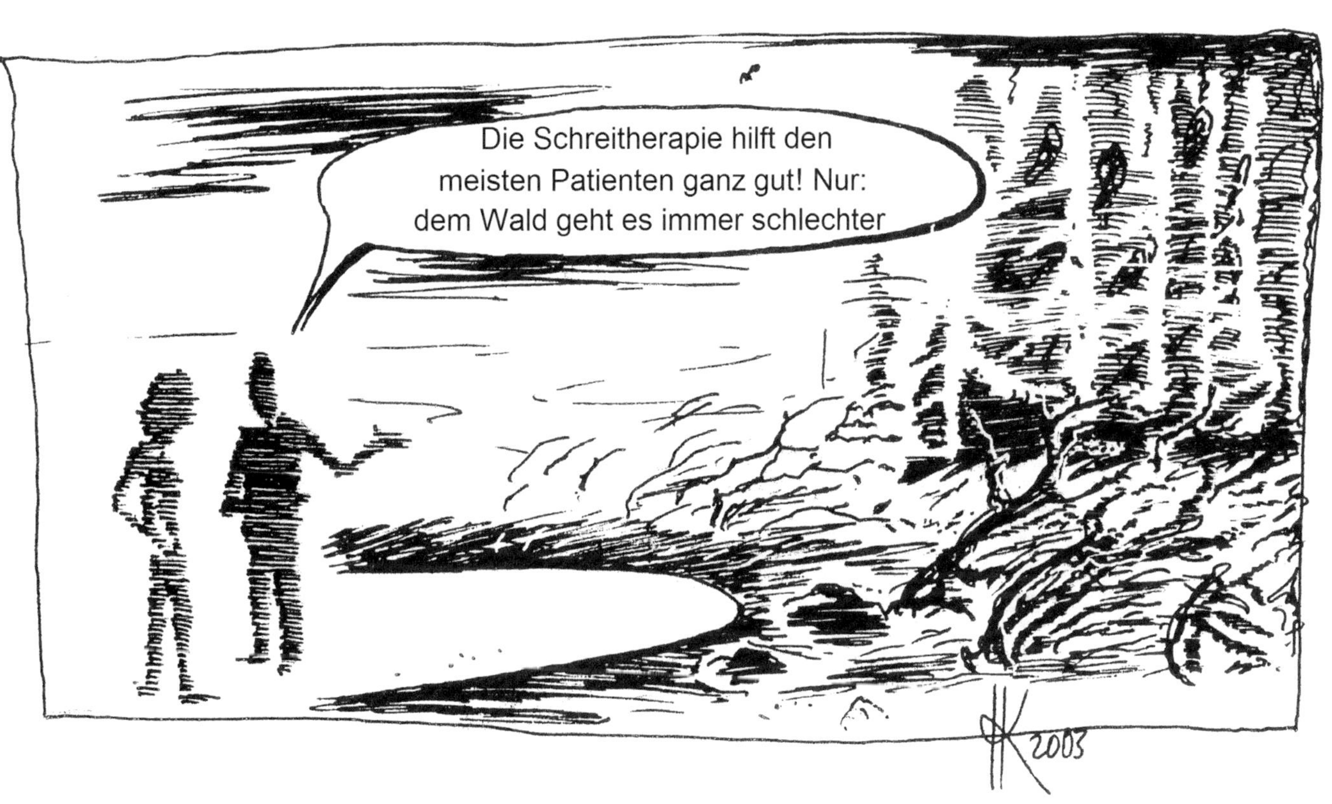
Die Schreitherapie hilft den
meisten Patienten ganz gut! Nur:
dem Wald geht es immer schlechter
HK 2003

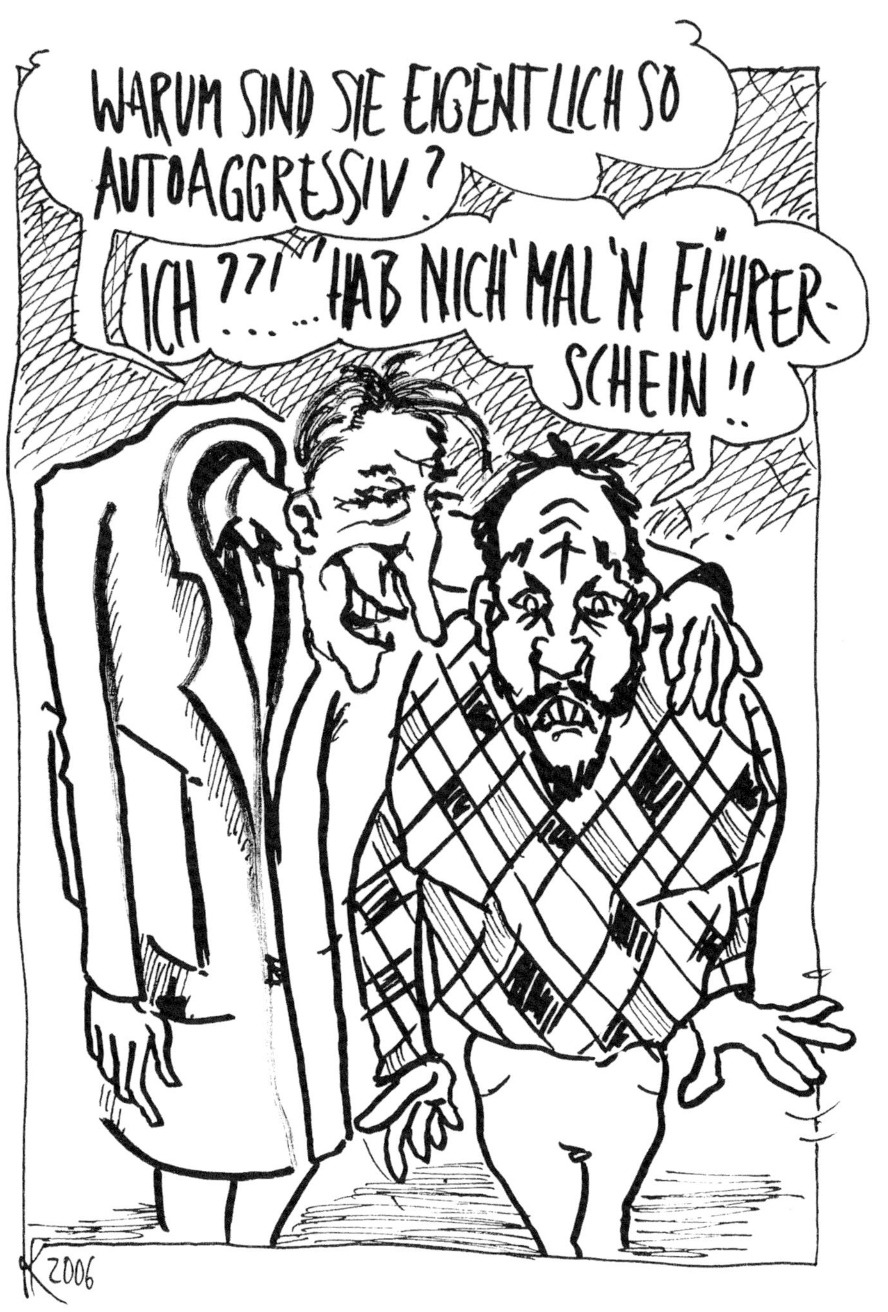
WARUM SIND SIE EIGENTLICH SO AUTOAGGRESSIV?
ICH ???! .... HAB NICH' MAL 'N FÜHRER-SCHEIN!!
2006

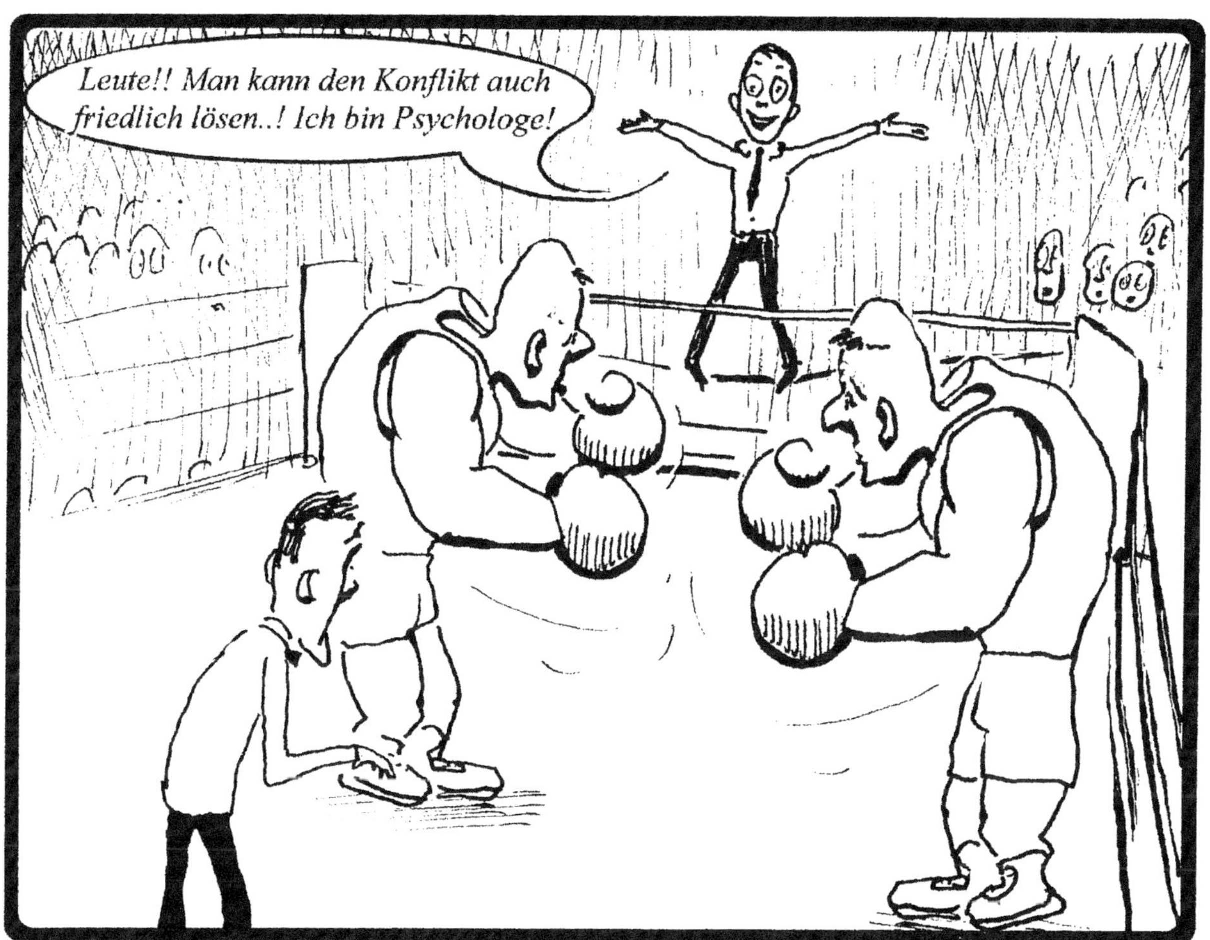
Leute!! Man kann den Konflikt auch friedlich lösen..! Ich bin Psychologe!

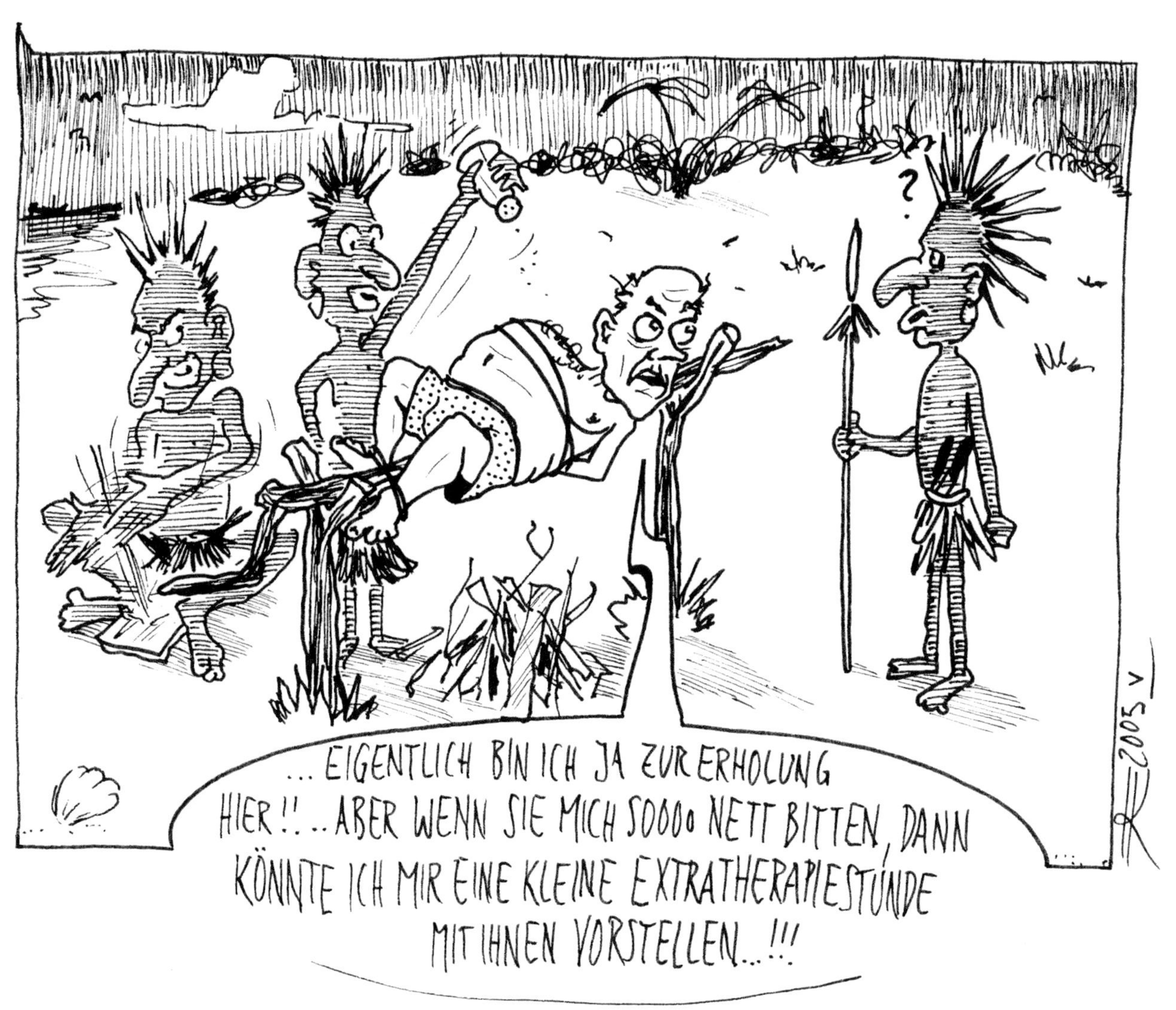
... EIGENTLICH BIN ICH JA ZUR ERHOLUNG HIER!! ... ABER WENN SIE MICH SOOOO NETT BITTEN, DANN KÖNNTE ICH MIR EINE KLEINE EXTRATHERAPIESTUNDE MIT IHNEN VORSTELLEN ...!!!

Psychopillen – Wundermittel für die Seele?

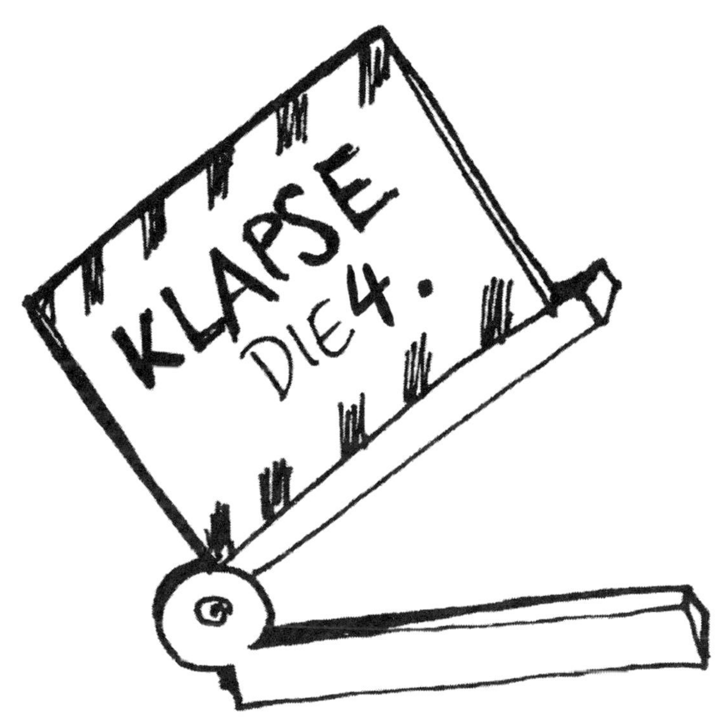

Medikamente stellen eine weitere Behandlungsmöglichkeit in der Psychiatrie dar. Sie können hilfreiche Dienste leisten und bringen Pharmaunternehmen Unsummen an Gewinnen. Leider trifft im Falle der Psychopharmaka nicht selten folgender Satz zu: »*Keine Wirkung ohne Nebenwirkung*«. Auch Wechselwirkungen mit anderen Medikamenten sind zu beobachten. Die Einstellung psychisch kranker Menschen Medikamenten gegenüber ist dementsprechend sehr unterschiedlich. Grob vereinfacht könnte man von drei Gruppen sprechen:

1. Die Medikamentengegner
Diese Gruppe hat in der Vergangenheit meist schlechte Erfahrungen mit Psychopharmaka gemacht. Sie beziehen sich stark auf die Neben- sowie Wechselwirkungen und halten von Psychopharmaka meist sehr wenig. Sie bevorzugen alternative (medikamentenfreie) Behandlungsansätze.

2. Die Allesschlucker
Die Allesschlucker nehmen alles an Medikamenten, was ihnen der Arzt anbietet. Umso mehr, desto besser. Es ist schließlich einfacher, sich ein paar Pillen einzuwerfen, als sich mit sich selbst und seinen Problemen auseinanderzusetzen. Frei nach dem Motto: »*Ich nehme ein Medikament und alles wird wieder gut!*«

3. Die Hoffnungsvollen
Die Gruppe der Hoffnungsvollen setzt ihr ganzes Vertrauen auf die Kompetenzen und Fähigkeiten des Arztes – er ist der Fachmann und wird schon das Richtige tun. Auch in dieser Gruppe tauchen manchmal Zweifel gegenüber Medikamenten und deren Wirkung auf, können aber in vertrauensvollen Gesprächen, oder durch plausible Argumentation meist beseitigt werden.

Jede Behandlung mit Psychopharmaka sollte immer individuell auf den Patienten abgestimmt sein.

Wichtig ist vorab eine gute Aufklärung über die verordneten Medikamente (Wirkung und Nebenwirkungen). Der Arzt hat die Pflicht zur Aufklärung und der Patient das Recht darauf. Der Patient darf allerdings auch das Recht haben, auf Medikamente zu verzichten, ohne das ihm dadurch ein Nachteil in der Behandlung entsteht.

Auftretende Nebenwirkungen dürfen offen und ehrlich mit dem behandelnden Arzt thematisiert werden. Ebenso die Frage der Dauer einer Medikamenteneinnahme sollte mit dem Arzt besprochen und die Medikamente niemals abrupt eigenmächtig abgesetzt werden. Es wäre Aufgabe von Kliniken eine Hilfestellung und Begleitung beim Absetzen von Psychopharmaka anzubieten. Jeder Medikamentengabe müsste auch gleichberechtigt eine Gesprächstherapie zur Seite stehen.

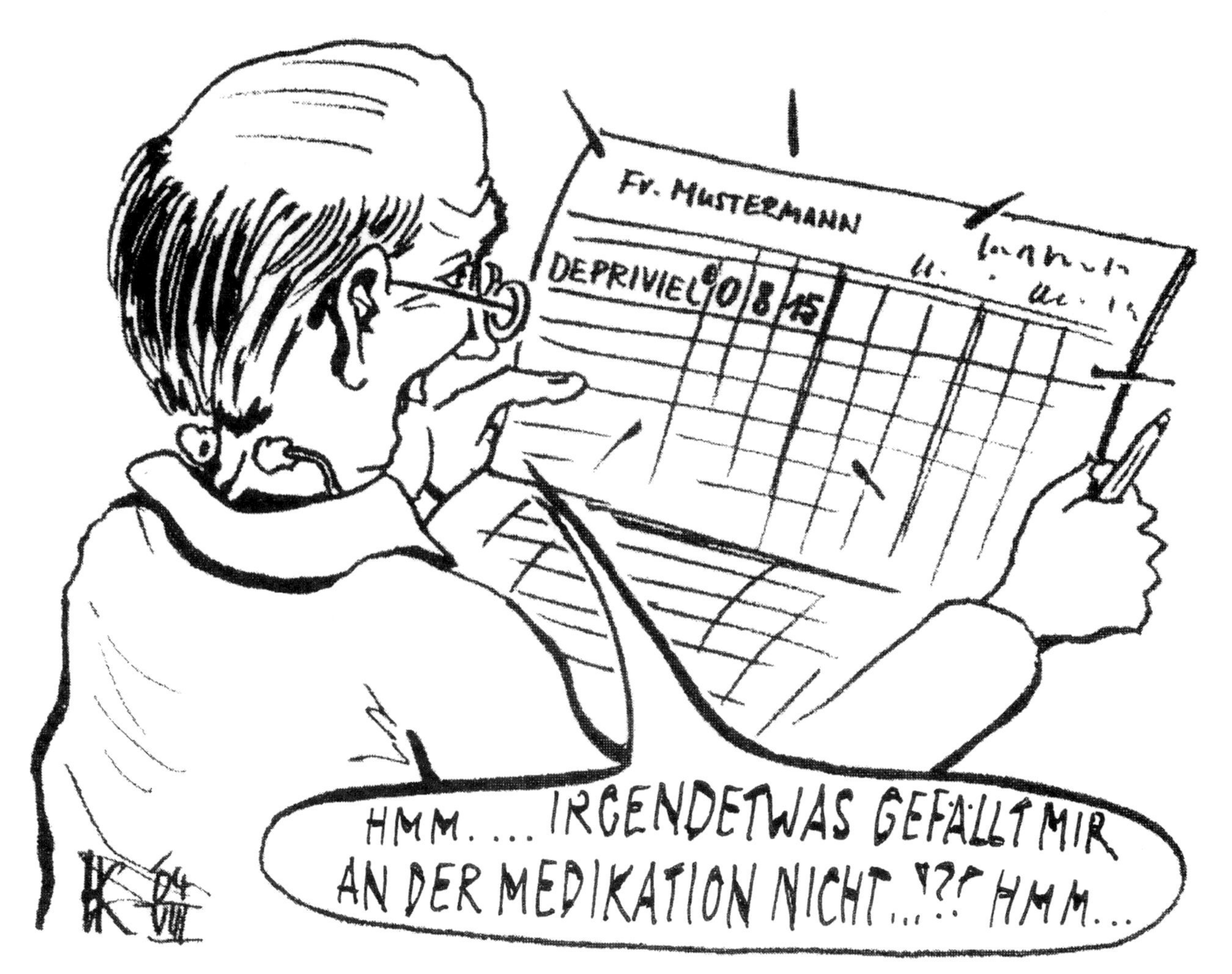

Fr. MUSTERMANN
DEPRIVIEL® 0 8 15
HMM. ... IRGENDETWAS GEFÄLLT MIR AN DER MEDIKATION NICHT...!?! HMM...

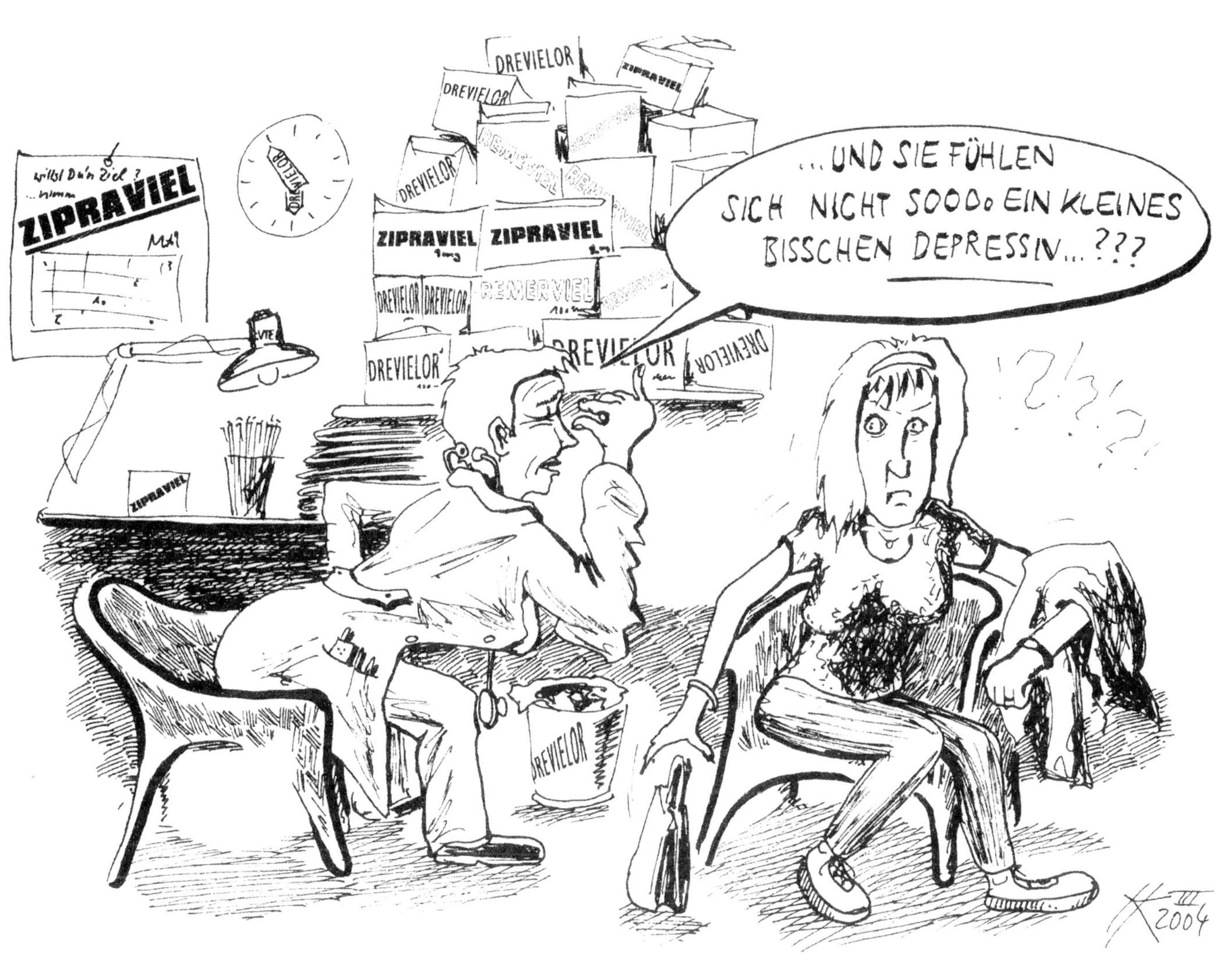
...UND SIE FÜHLEN
SICH NICHT SOOOo EIN KLEINES
BISSCHEN DEPRESSIV...???
ZIPRAVIEL
MAI
DREVIELOR
ZIPRAVIEL
REMERVIEL
2004

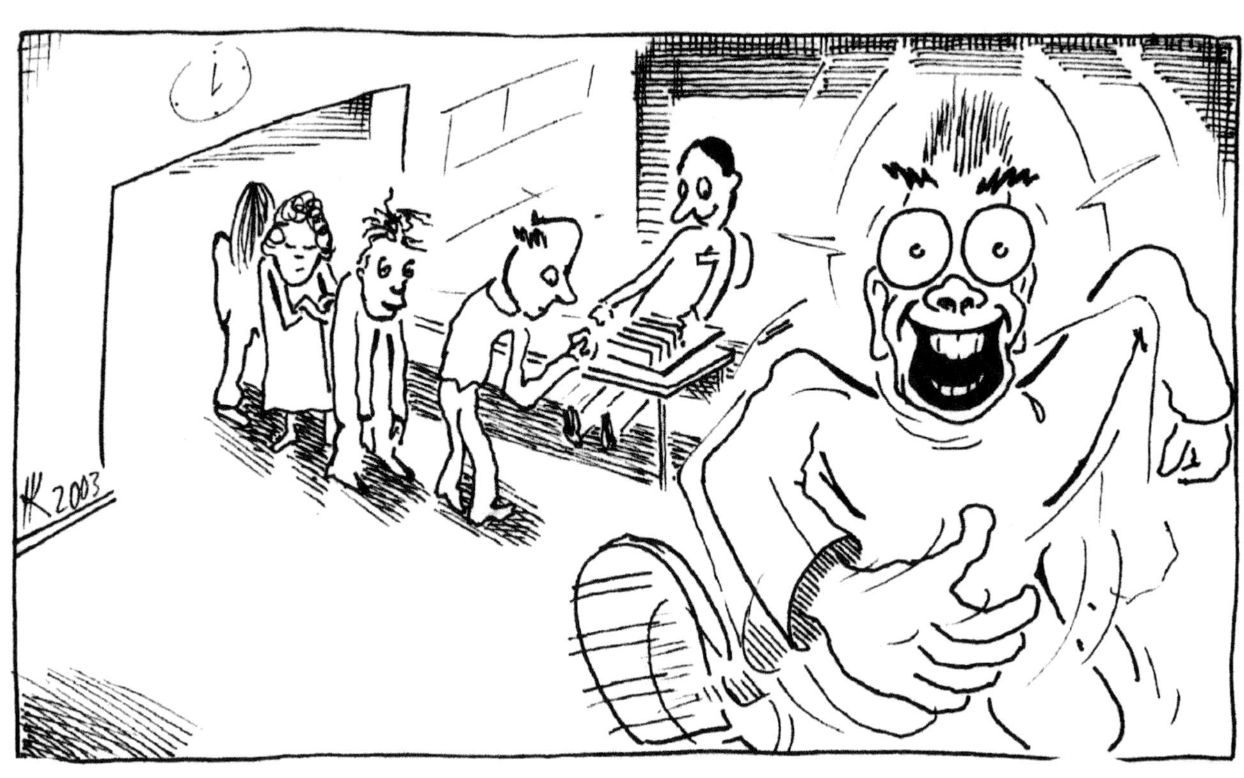

Eigentlich müsste der Hersteller des neuen Antidepressivums Miraculix heißen… !

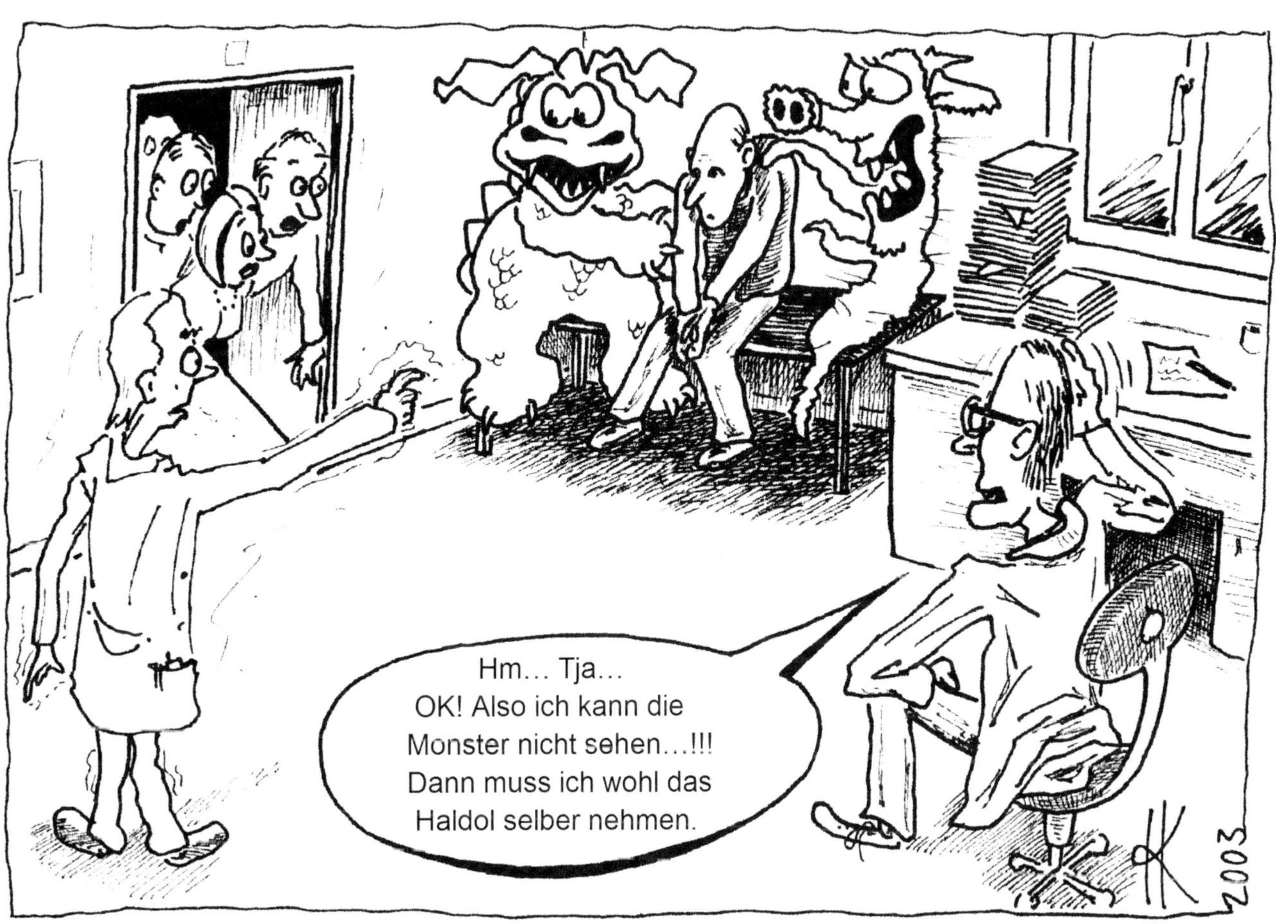
Hm… Tja…
OK! Also ich kann die
Monster nicht sehen…!!!
Dann muss ich wohl das
Haldol selber nehmen.
2003

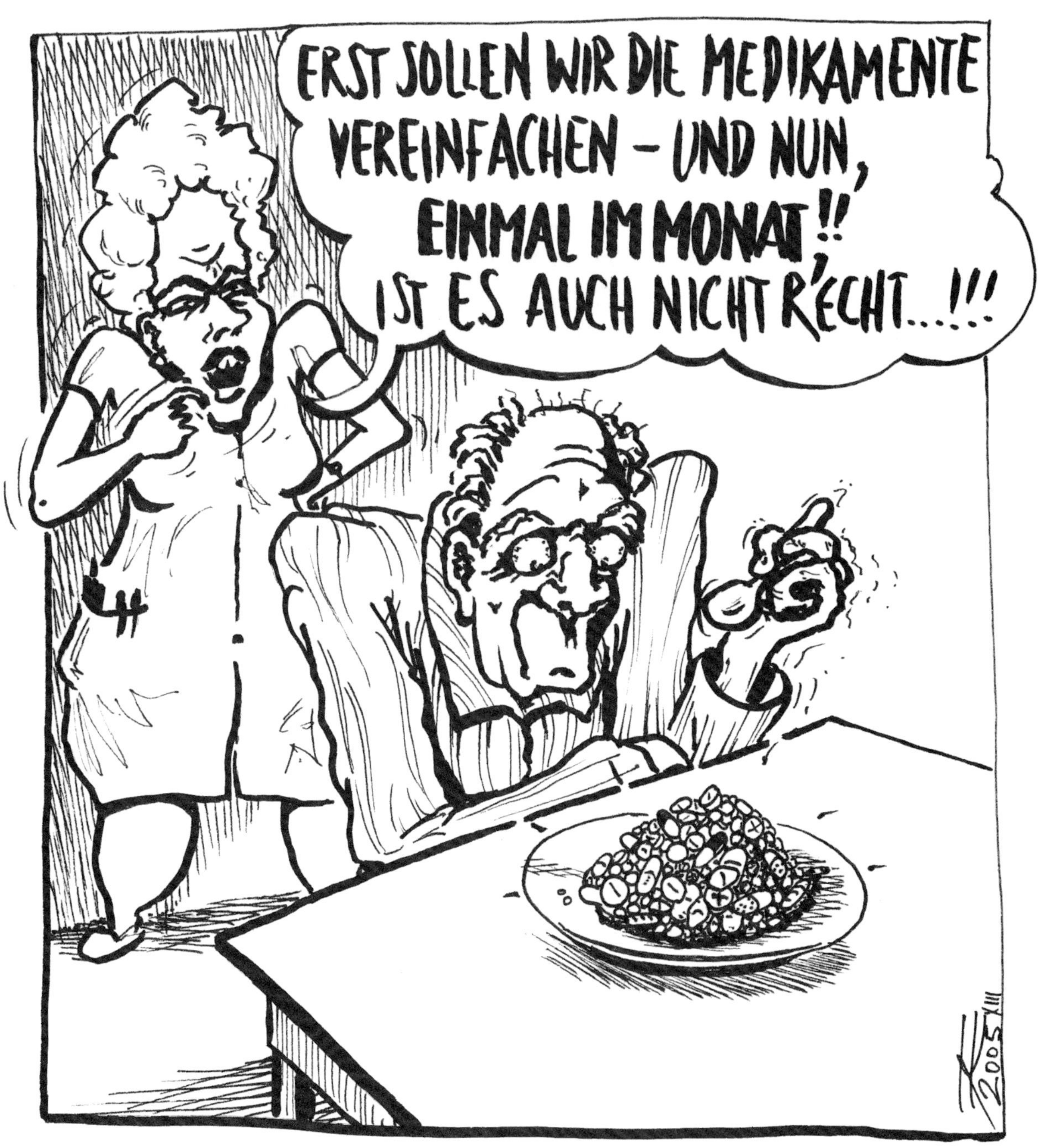
ERST SOLLEN WIR DIE MEDIKAMENTE VEREINFACHEN – UND NUN, EINMAL IM MONAT!!, IST ES AUCH NICHT RECHT...!!!

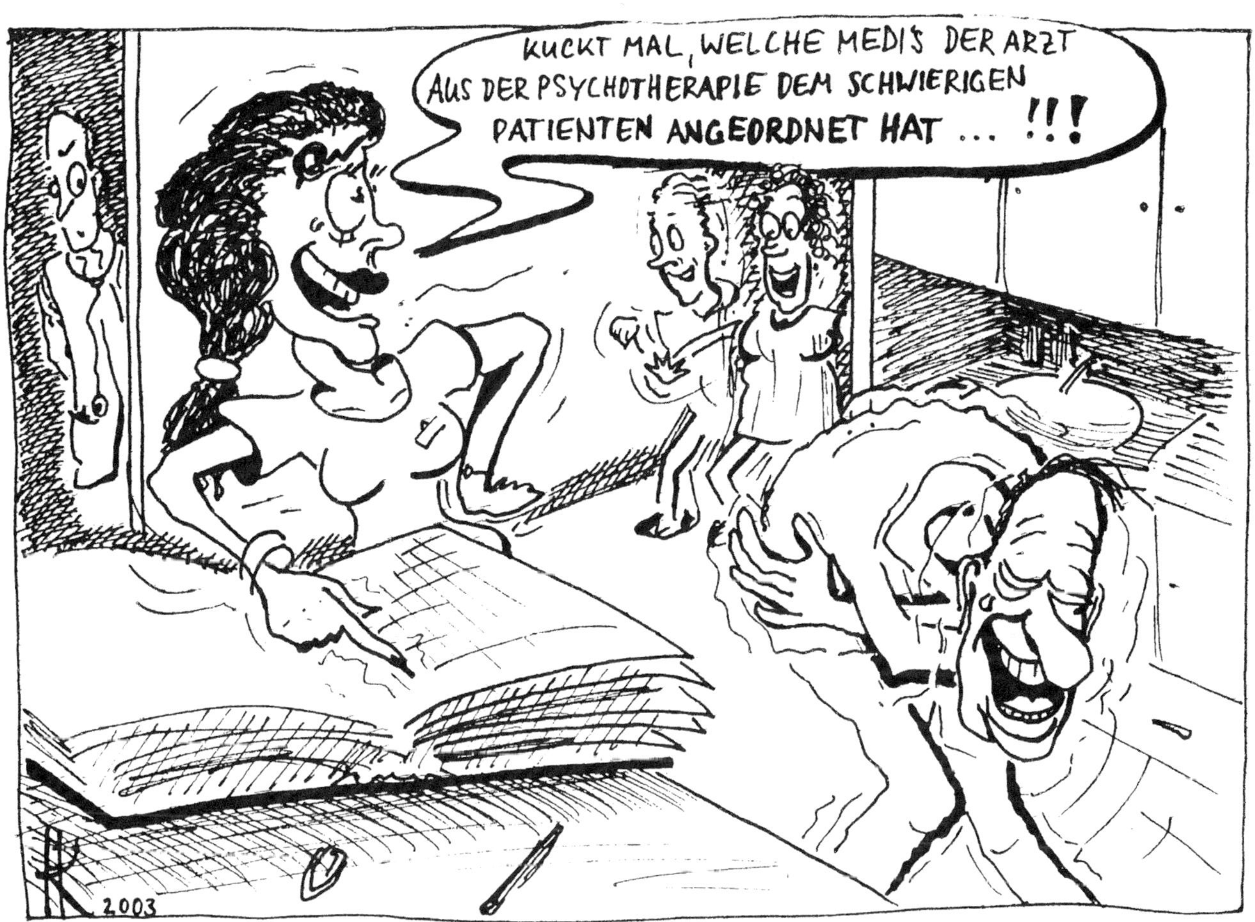
KUCKT MAL, WELCHE MEDI'S DER ARZT AUS DER PSYCHOTHERAPIE DEM SCHWIERIGEN PATIENTEN ANGEORDNET HAT ... !!!
2003

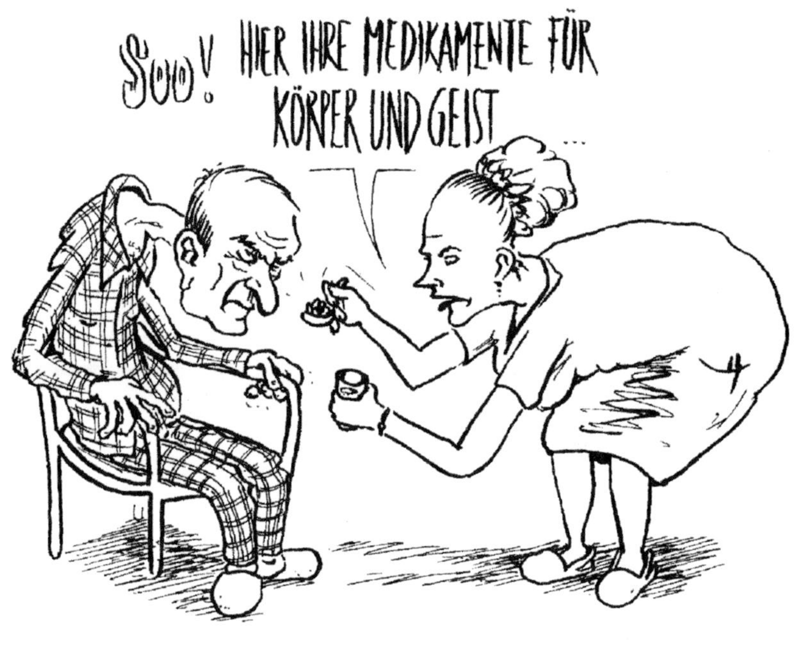
SOO! HIER IHRE MEDIKAMENTE FÜR KÖRPER UND GEIST ...

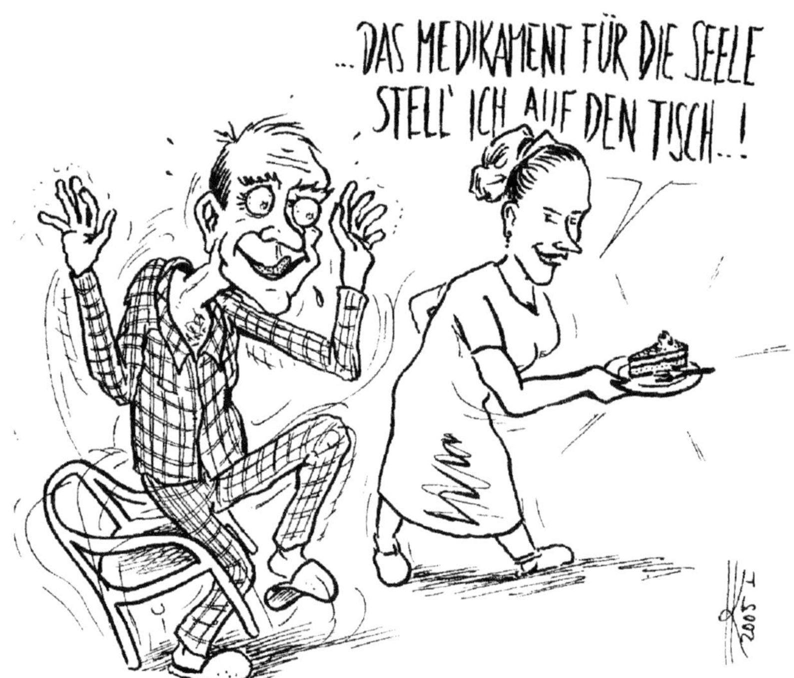
...DAS MEDIKAMENT FÜR DIE SEELE STELL' ICH AUF DEN TISCH..!

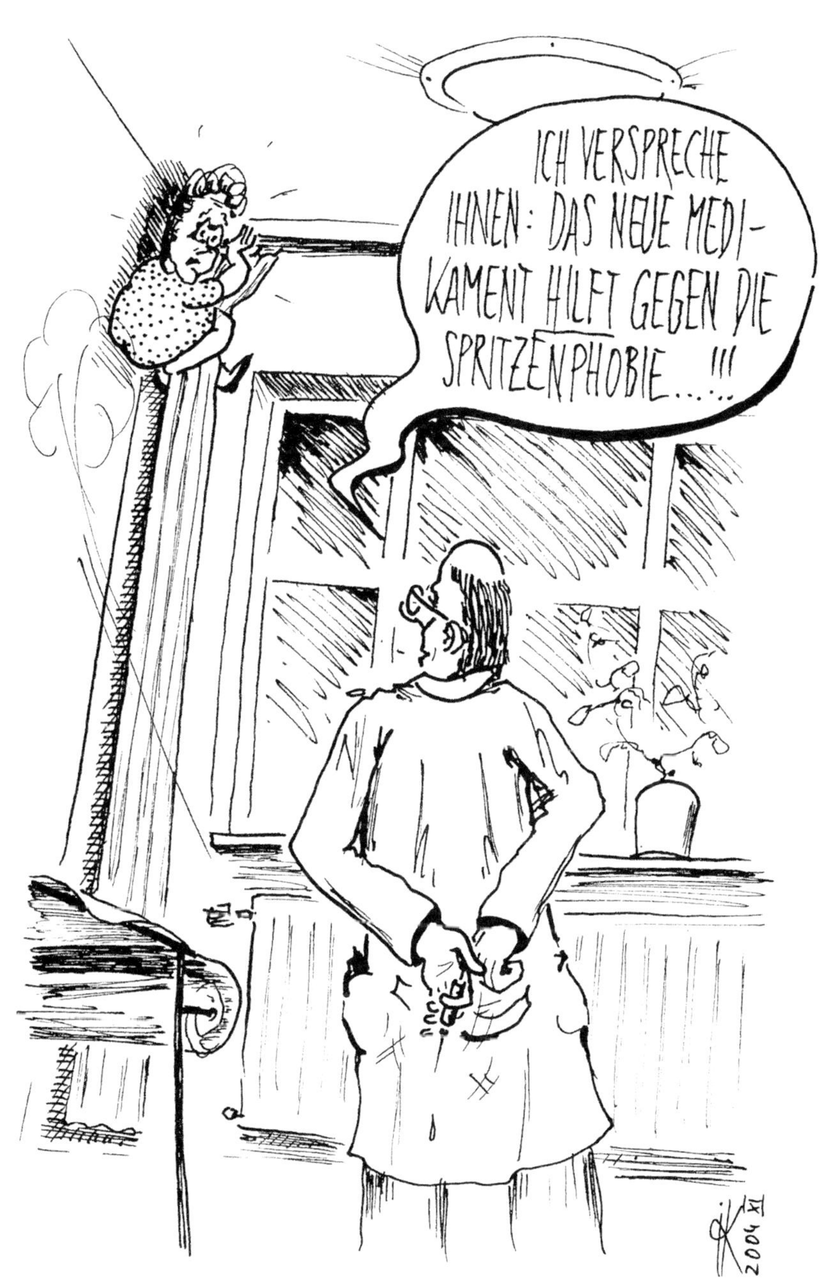
ICH VERSPRECHE IHNEN: DAS NEUE MEDI-KAMENT HILFT GEGEN DIE SPRITZENPHOBIE...!!!

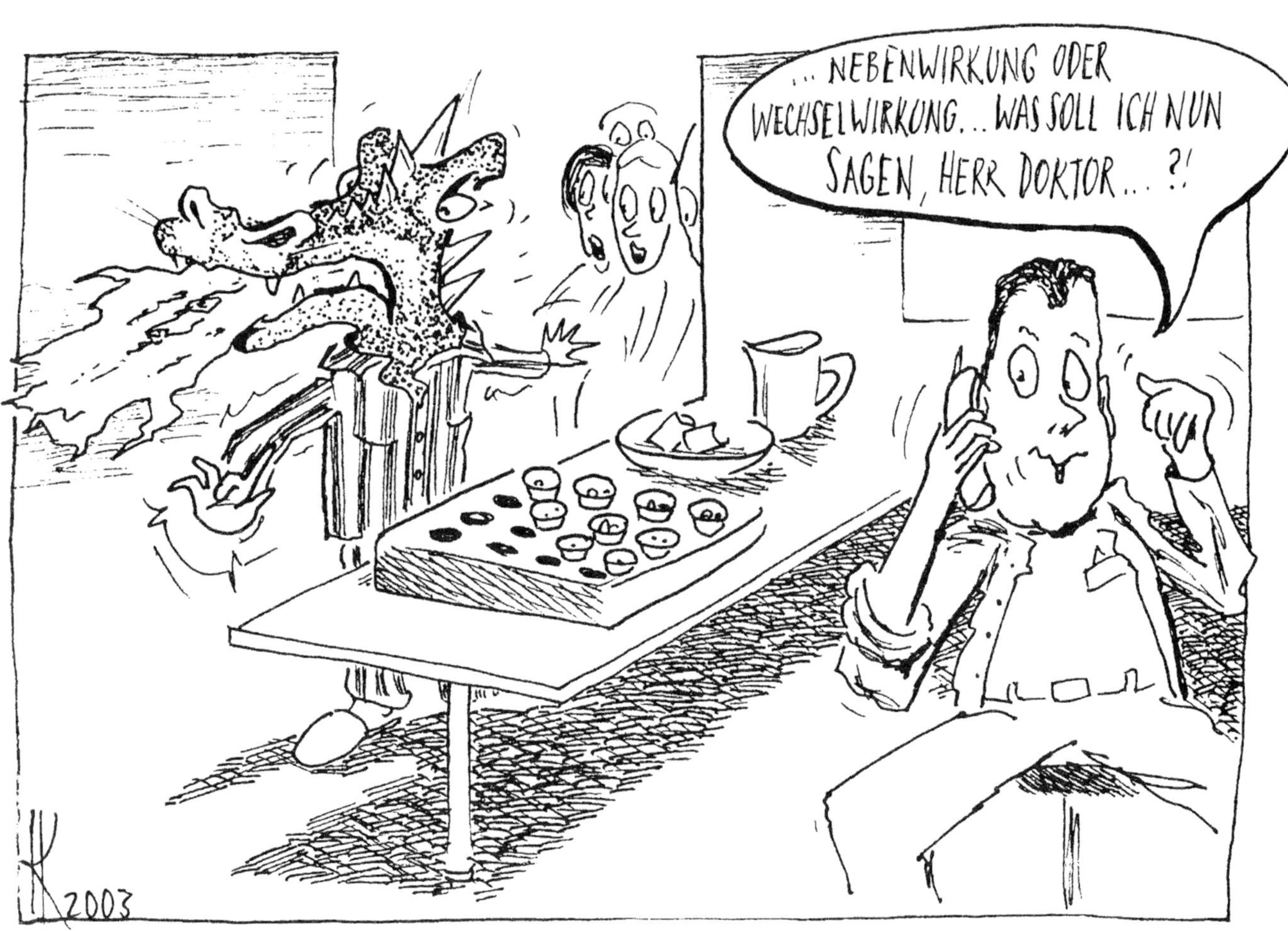
... NEBENWIRKUNG ODER WECHSELWIRKUNG ... WAS SOLL ICH NUN SAGEN, HERR DOKTOR ... ?!
2003

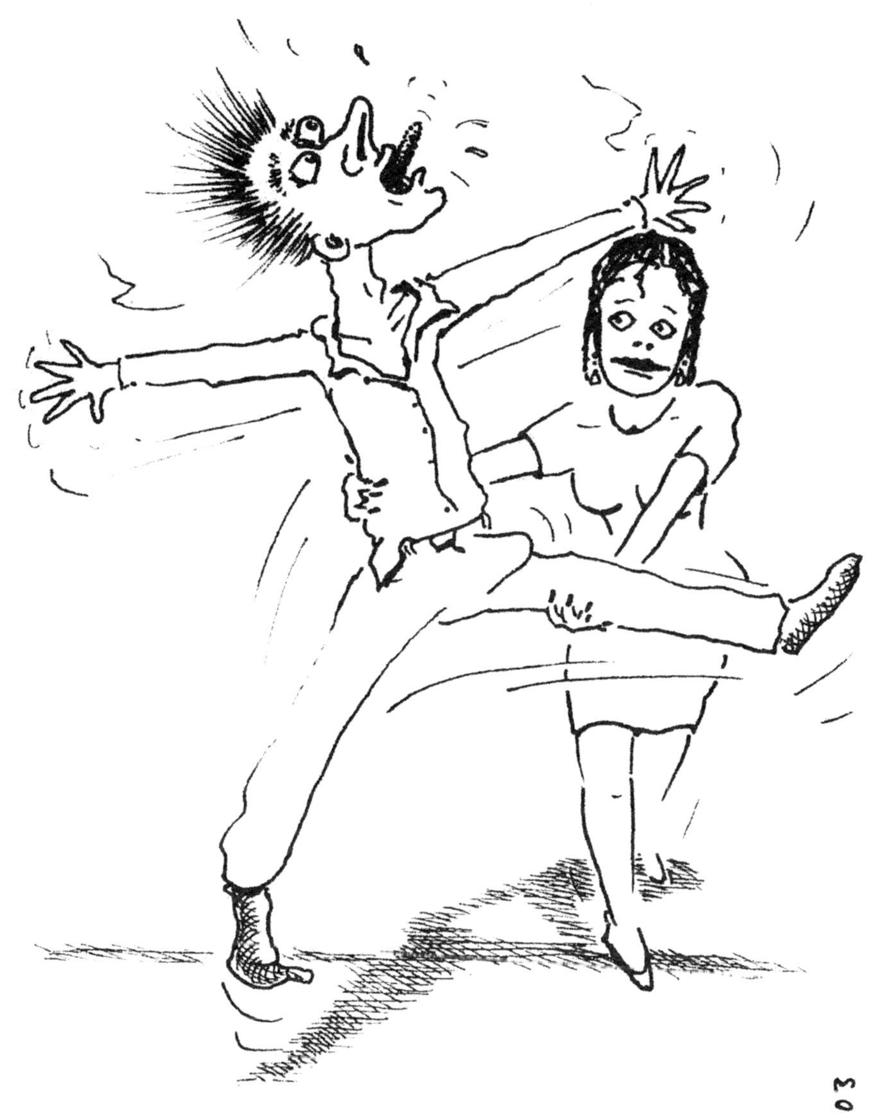

INGO BEREUTE SEHR SCHNELL SEINEN SUIZIDVERSUCH MIT VIAGRA®.

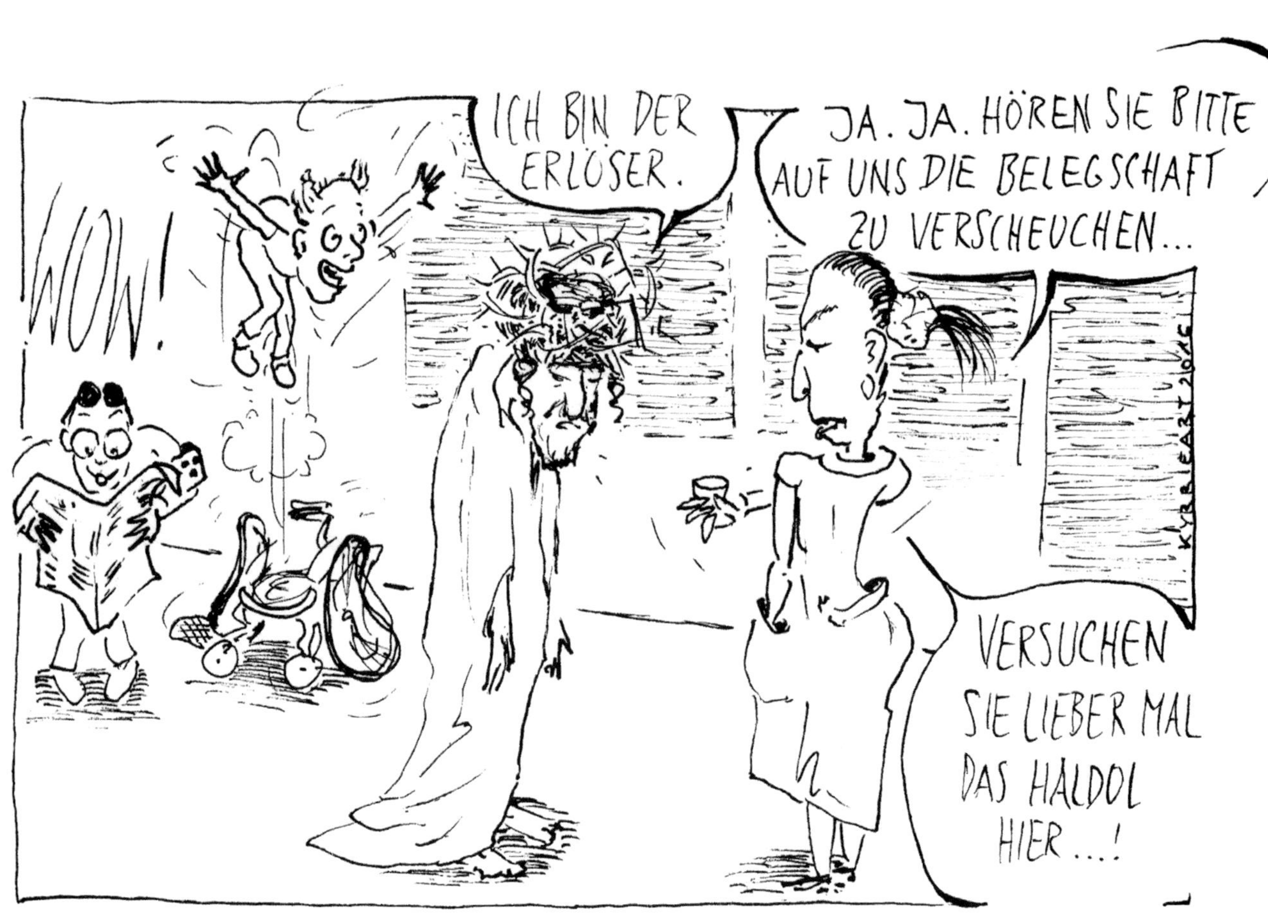
WOW!
ICH BIN DER ERLÖSER.
JA. JA. HÖREN SIE BITTE AUF UNS DIE BELEGSCHAFT ZU VERSCHEUCHEN...
VERSUCHEN SIE LIEBER MAL DAS HALDOL HIER ...!

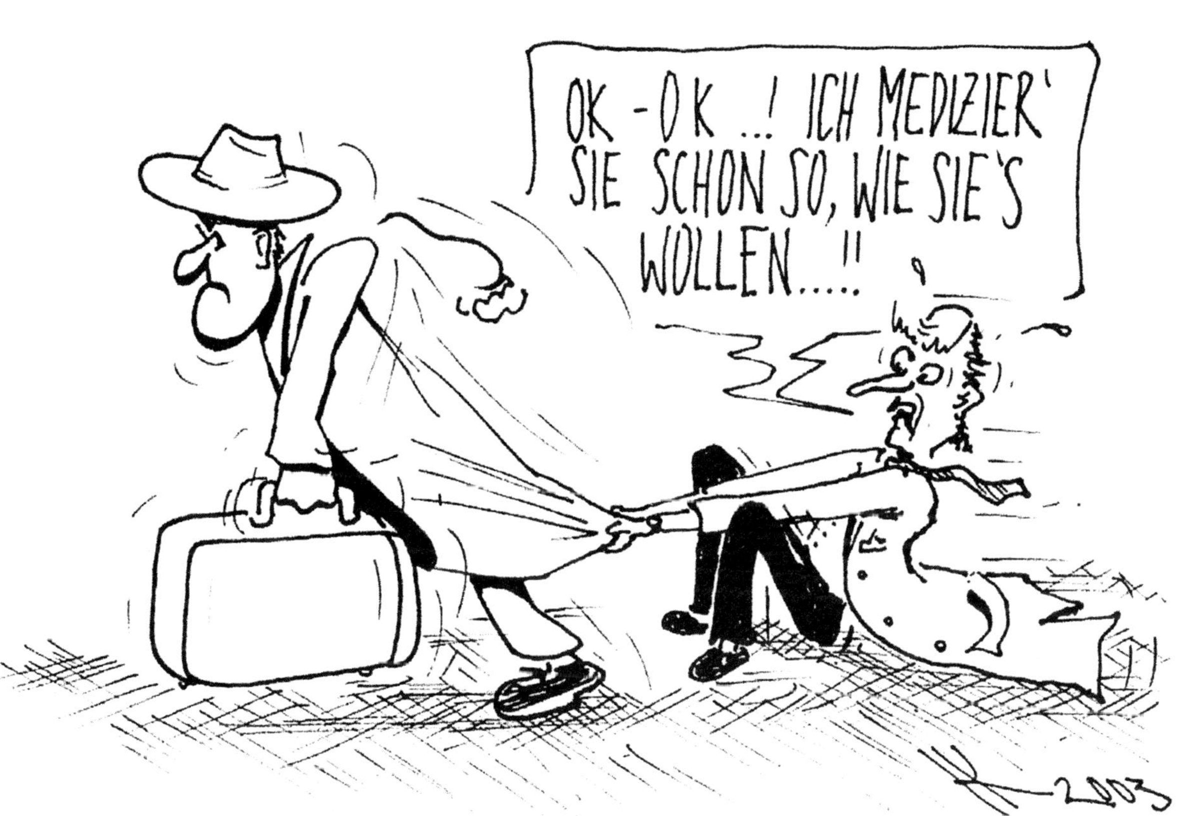
OK - OK ...! ICH MEDIZIER' SIE SCHON SO, WIE SIE'S WOLLEN....!!

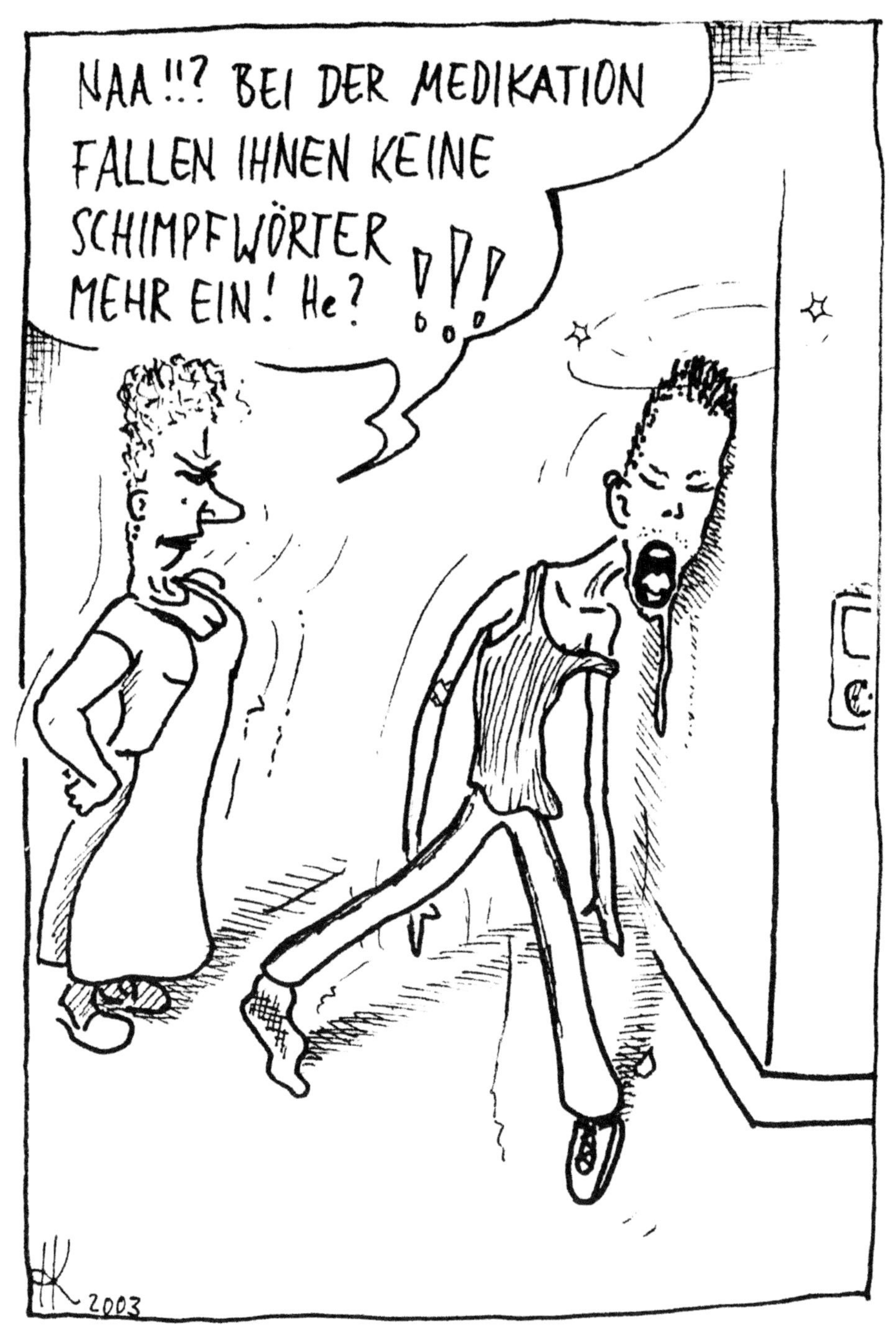
NAA!!? BEI DER MEDIKATION FALLEN IHNEN KEINE SCHIMPFWÖRTER MEHR EIN! He?
!!!
HK 2003

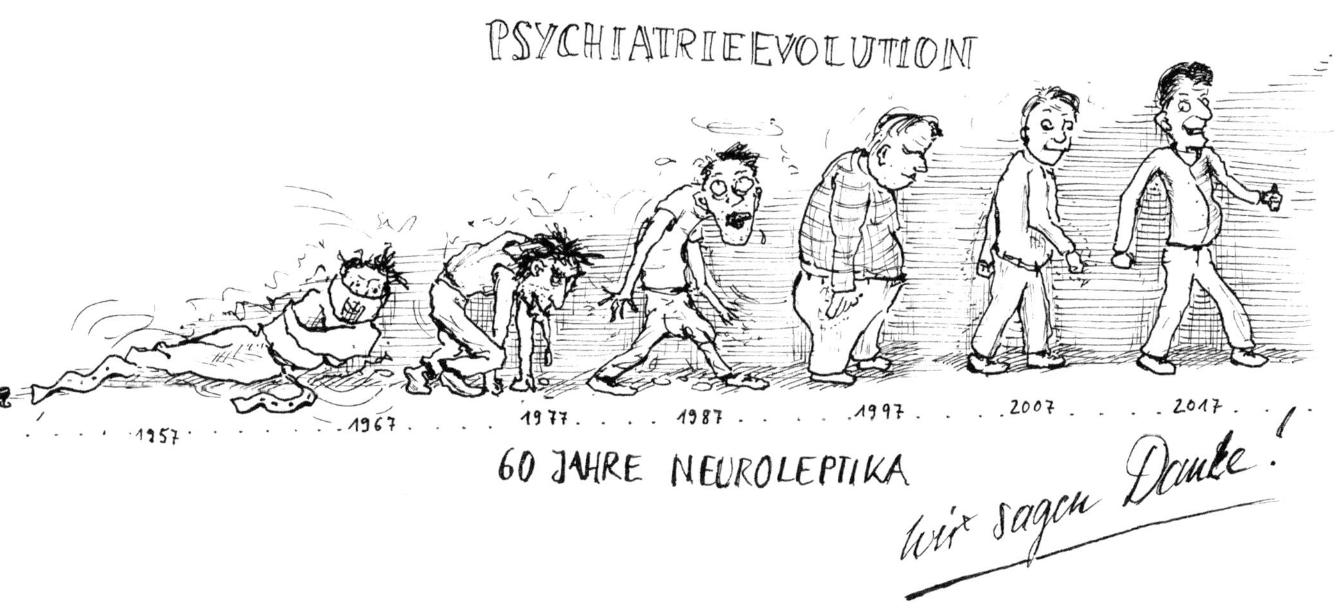
PSYCHIATRIEEVOLUTION
1957
1967
1977
1987
1997
2007
2017
60 JAHRE NEUROLEPTIKA
Wir sagen Danke!

Psychiatrischer Alltag – Der ganz normale Wahnsinn

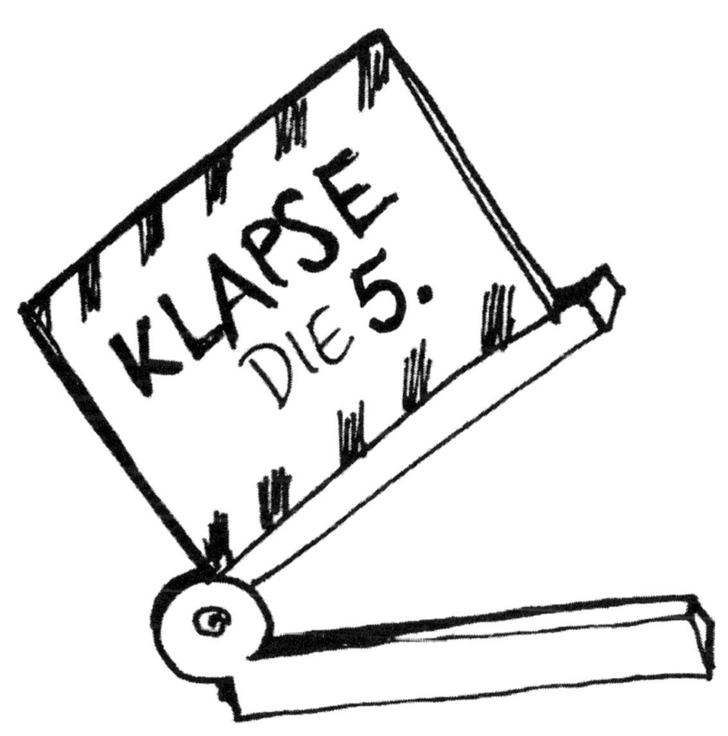

Ein psychiatrisches Team besteht aus verschiedenen Berufsgruppen (Ärzte, Psychologen, Pflegekräfte, Sozialarbeiter, Pädagogen, Arbeitstherapeuten, Ergo-/Kunsttherapeuten, Bewegungs-/Physiotherapeuten, Musiktherapeuten, Tanztherapeuten, Ex-In-Mitarbeiter,...). Die Zusammenarbeit dieser Gruppen gestaltet sich nicht immer ganz so einfach, wenn jede Berufsgruppe ihre Tätigkeit als die wichtigste hervorhebt. Dürfen alle Berufsgruppen und deren Angebote gleichberechtigt nebeneinander bestehen und gibt es einen regelmäßigen, konstruktiven, gemeinsamen Austausch, ist für das Wohl des Patienten schon sehr viel getan. Konkurrenzdenken, Omnipotenzgefühle und Hierarchiekämpfe sind in der Psychiatrie kontraproduktiv. Dabei geht viel Energie verloren, die eigentlich dem Patienten zugutekommen könnte. Humor ist übrigens ein probates Mittel gegen die drei genannten Probleme – und nicht nur diese...

Die Ursachen für psychische Störungen sind häufig multifaktoriell bedingt. Die Entstehung oder Begünstigung einer psychischen Störung kann biologische, psychisch-seelisch-spirituelle sowie soziale Gründe haben. Psychische Erkrankungen sind nicht ansteckend, es kann allerdings zu einer Co-Abhängigkeit oder selten auch zu einer Folie à deux kommen. Psychische Erkrankungen können jeden Menschen treffen – niemand ist davor geschützt. Deshalb sollte man sich gut überlegen, wie man über psychisch kranke Menschen spricht und wie man selbst behandelt werden möchte, würde man in einer psychischen Krise einmal psychiatrischen oder psychotherapeutischen Beistand benötigen.

In der Gesellschaft begegnet man gegenüber der Psychiatrie und ihren Patienten häufig verschiedenen Aussagen, die von fehlenden Tassen im Schrank über lockere Schrauben oder Dachschäden, bis hin zum berühmten Vogel gehen. Als Patient sollten Sie hellhörig werden, wenn Ihr Arzt Ihnen irgendwann einmal etwas von »*Morbus Bahlsen*«, »*extraorbitalintraluminiert*« oder »*zerebraler Flatulenz*« erzählen sollte – dann denkt er nämlich ähnlich, wie die Gesellschaft. Wenn von » *caput piger* « die Rede ist, wurden Sie gerade als faul bezeichnet. Falls ihnen als Diagnose einmal ein » *externes Pigment* « aufgehalst wird und eine » *Balneotherapie* « vorgeschlagen wird, heißt das, Sie stinken und sollten ein Bad nehmen.

Eines ist gewiss: Wer in der Psychiatrie arbeitet, dem ist Langeweile ein Fremdwort. Täglich begegnet man Kuriositäten, die zum gemeinsamen Lachen einladen. Humor ist in der Behandlung sehr wichtig und erleichtert vieles. Er sollte allerdings immer freiwillig und niemals verletzend oder kränkend eingesetzt werden. Für Stigmatisierung darf in der Psychiatrie – nein, in der Gesellschaft – kein Platz sein! Dafür müssen sich professionelle Mitarbeiter, psychisch kranke Menschen und deren Angehörige sowie alle Bürger gemeinsam stark machen. Ebenfalls sollte dieses Thema in der Politik mehr Beachtung und Überprüfung finden.

Im ganz normalen Wahnsinn der Psychiatrie ist es auf alle Fälle gut, ein geeignetes Ventil zu finden, ehe einem der Kopf in tausend Teile zerspringt, man wahnsinnig wird, am Ende vielleicht ausbrennt und selbst zum Patienten wird. Von Joachim Ringelnatz (1883 – 1934) stammt dazu der treffende Satz: » *Humor ist der Knopf, der verhindert, dass einem der Kragen platzt.* «

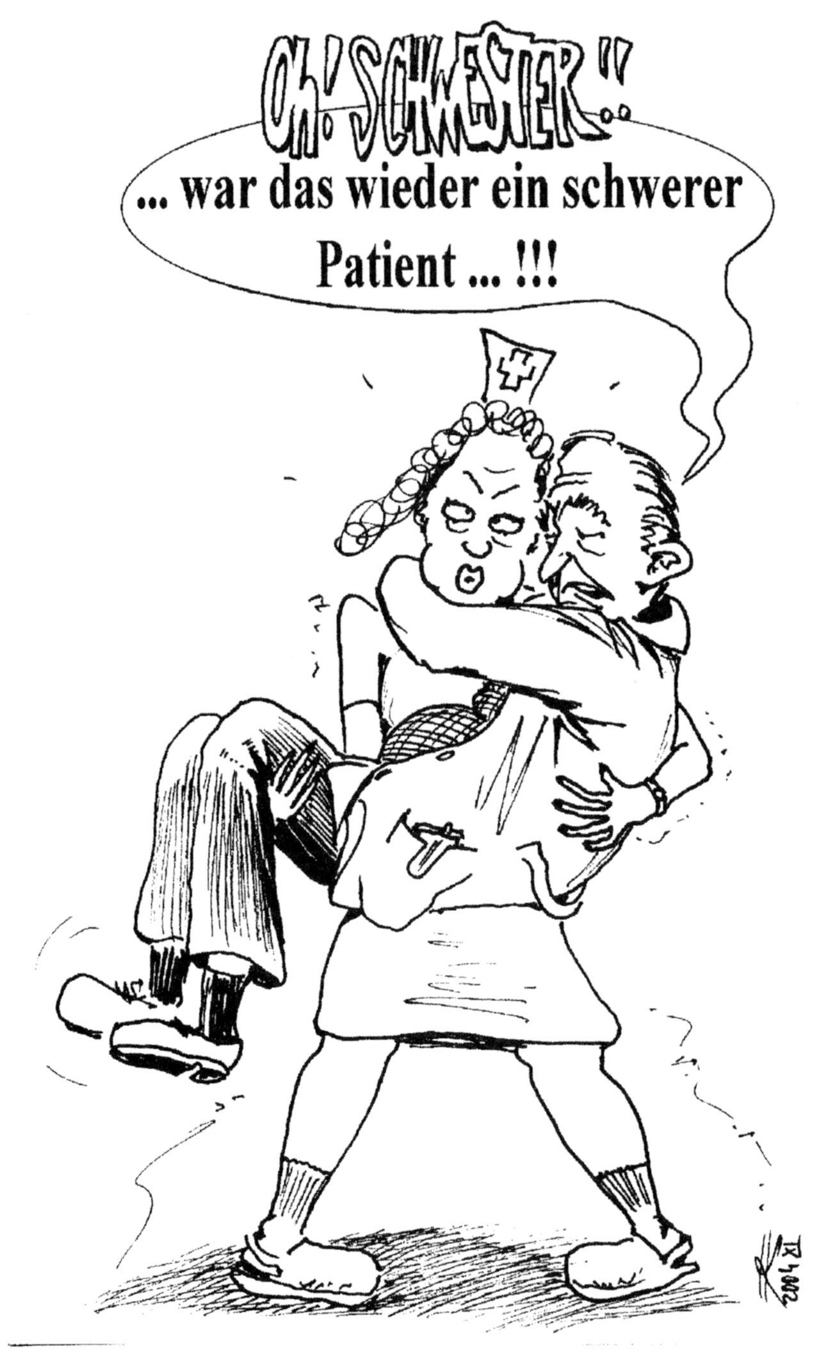
Oh! SCHWESTER !!
... war das wieder ein schwerer Patient ... !!!

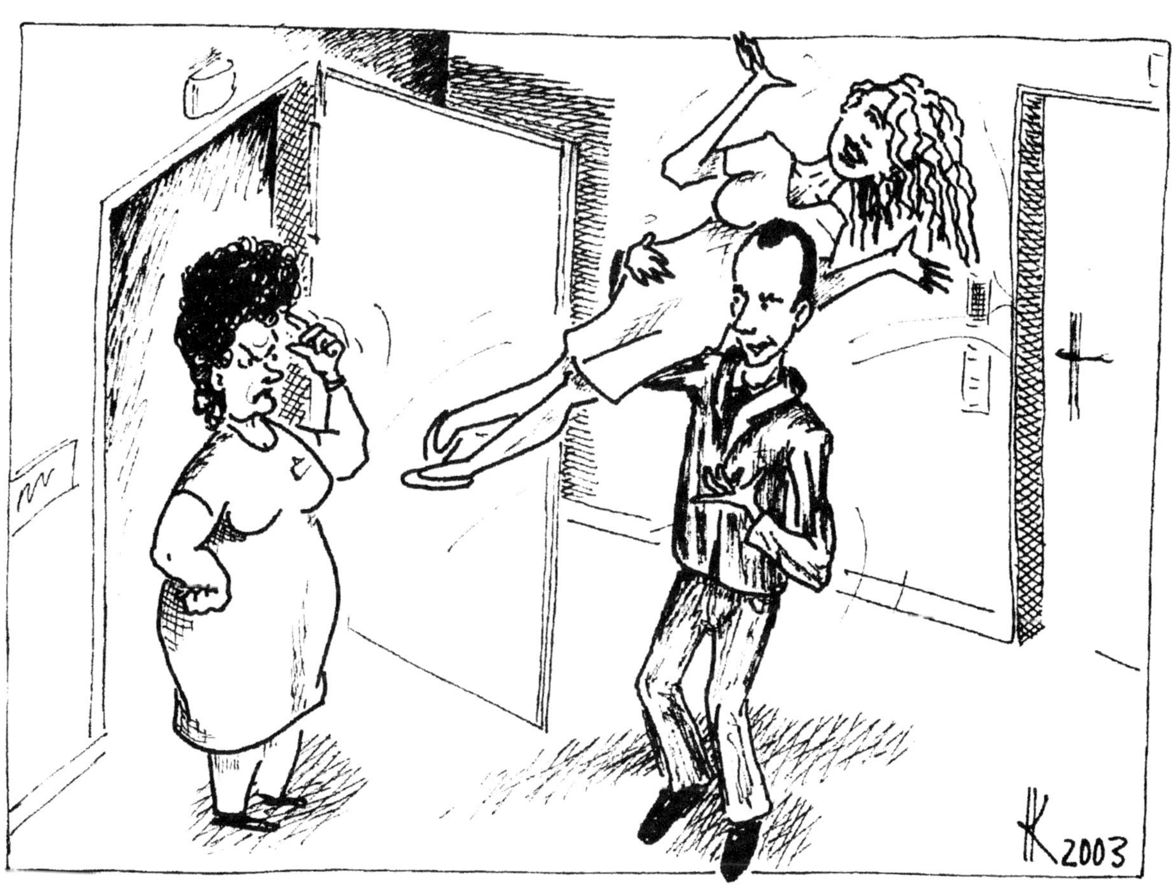

Die ideale Schwesternattrappe fürs Dienstzimmer! Kommt ihr jemand zu nahe, sagt sie: "Ich habe keine Zeit. Sicher kann Ihnen ein Mitpatient helfen. Sie schaffen das!!!" oder sowas ähnliches...!

Ein Arzt befragt das Stationsorakel...

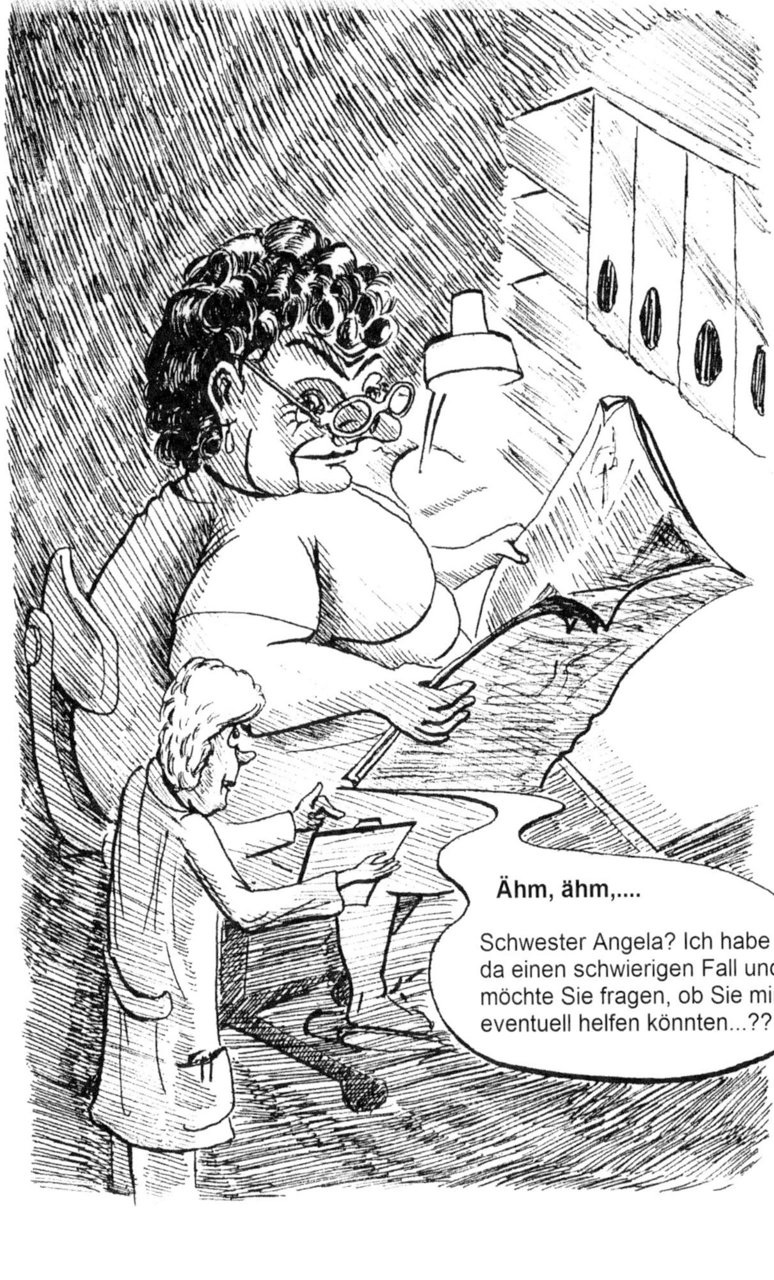

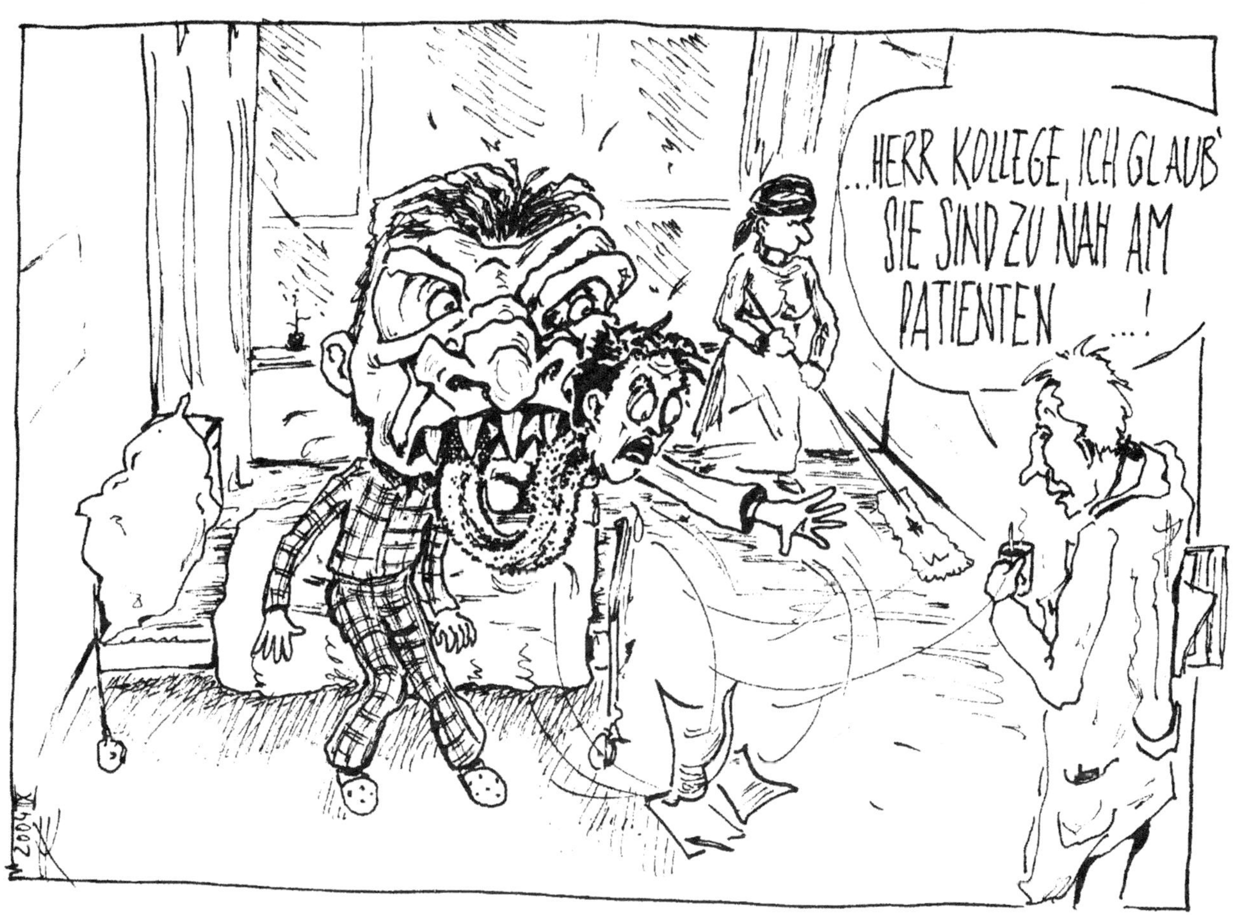
...HERR KOLLEGE, ICH GLAUB' SIE SIND ZU NAH AM PATIENTEN ...!

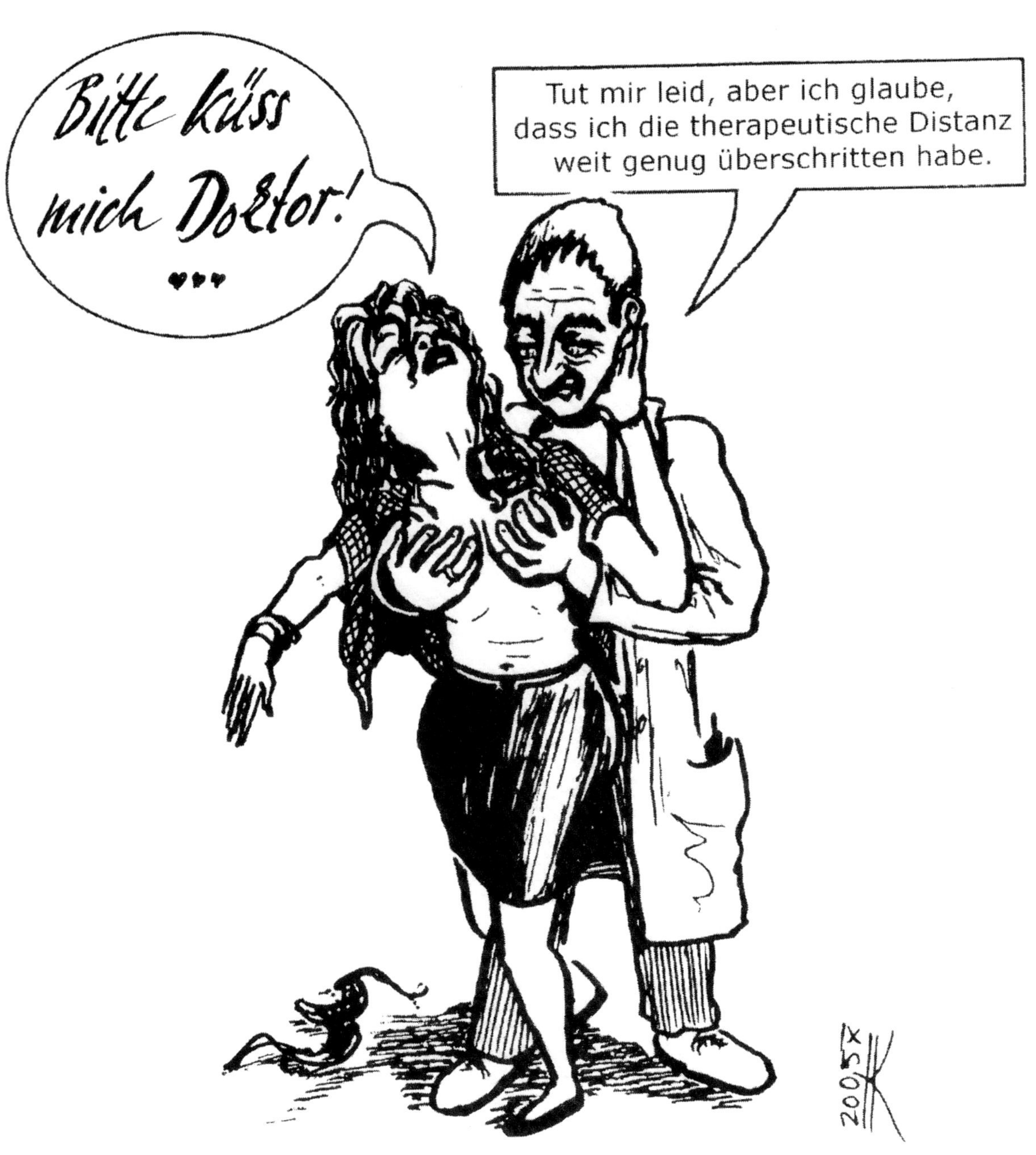
Bitte küss mich Doktor!
Tut mir leid, aber ich glaube, dass ich die therapeutische Distanz weit genug überschritten habe.
2005

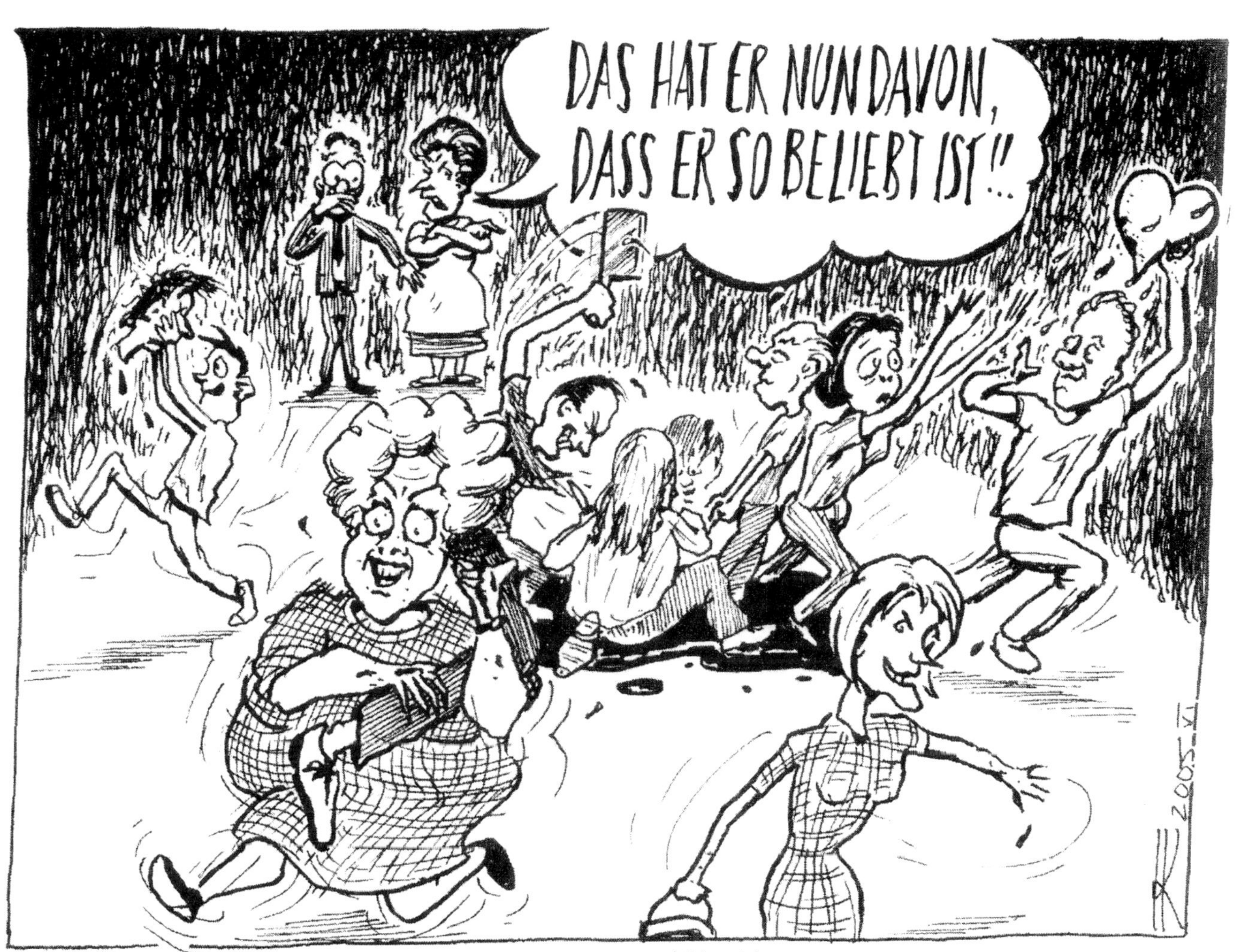

ES GIBT FRISCHEN ARZT!!!

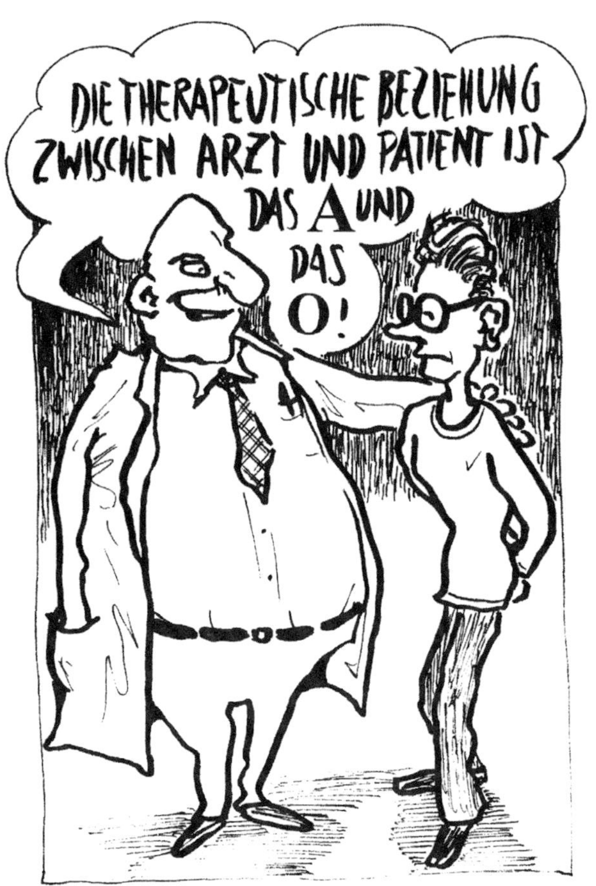
DIE THERAPEUTISCHE BEZIEHUNG ZWISCHEN ARZT UND PATIENT IST DAS A UND
DAS O!

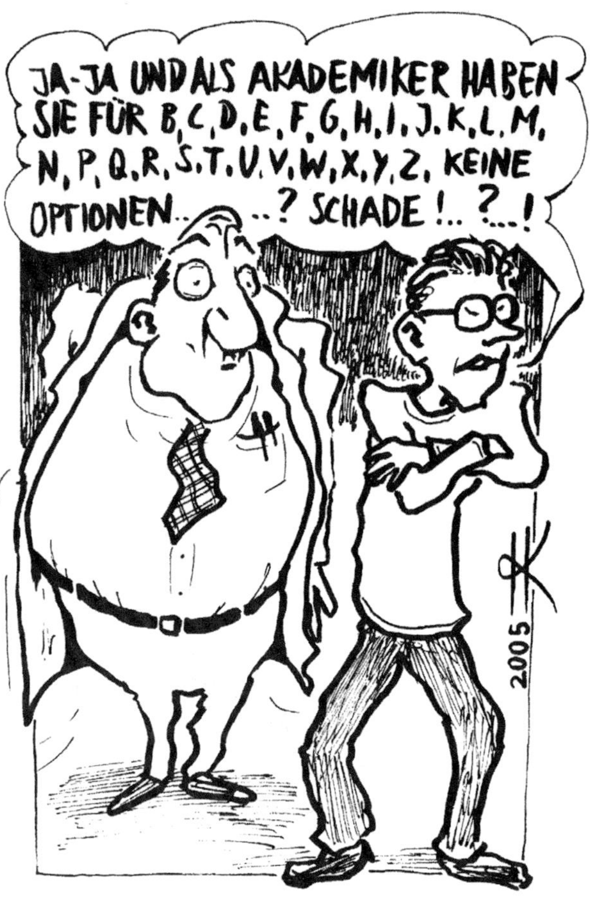
JA-JA UND ALS AKADEMIKER HABEN SIE FÜR B, C, D, E, F, G, H, I, J, K, L, M, N, P, Q, R, S, T, U, V, W, X, Y, Z, KEINE OPTIONEN...? SCHADE!.. ?..!
2005

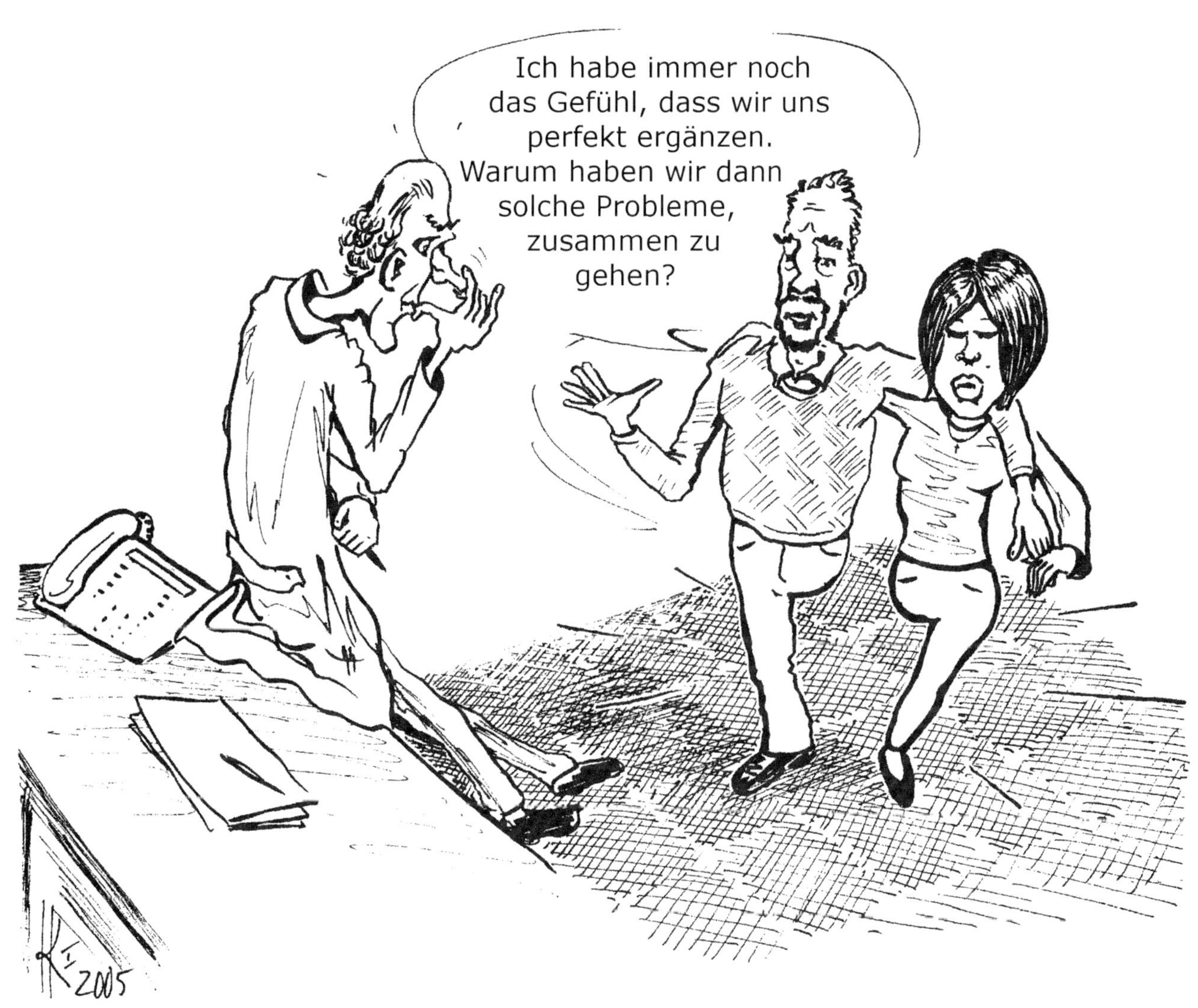
Ich habe immer noch das Gefühl, dass wir uns perfekt ergänzen. Warum haben wir dann solche Probleme, zusammen zu gehen?
K. 2005

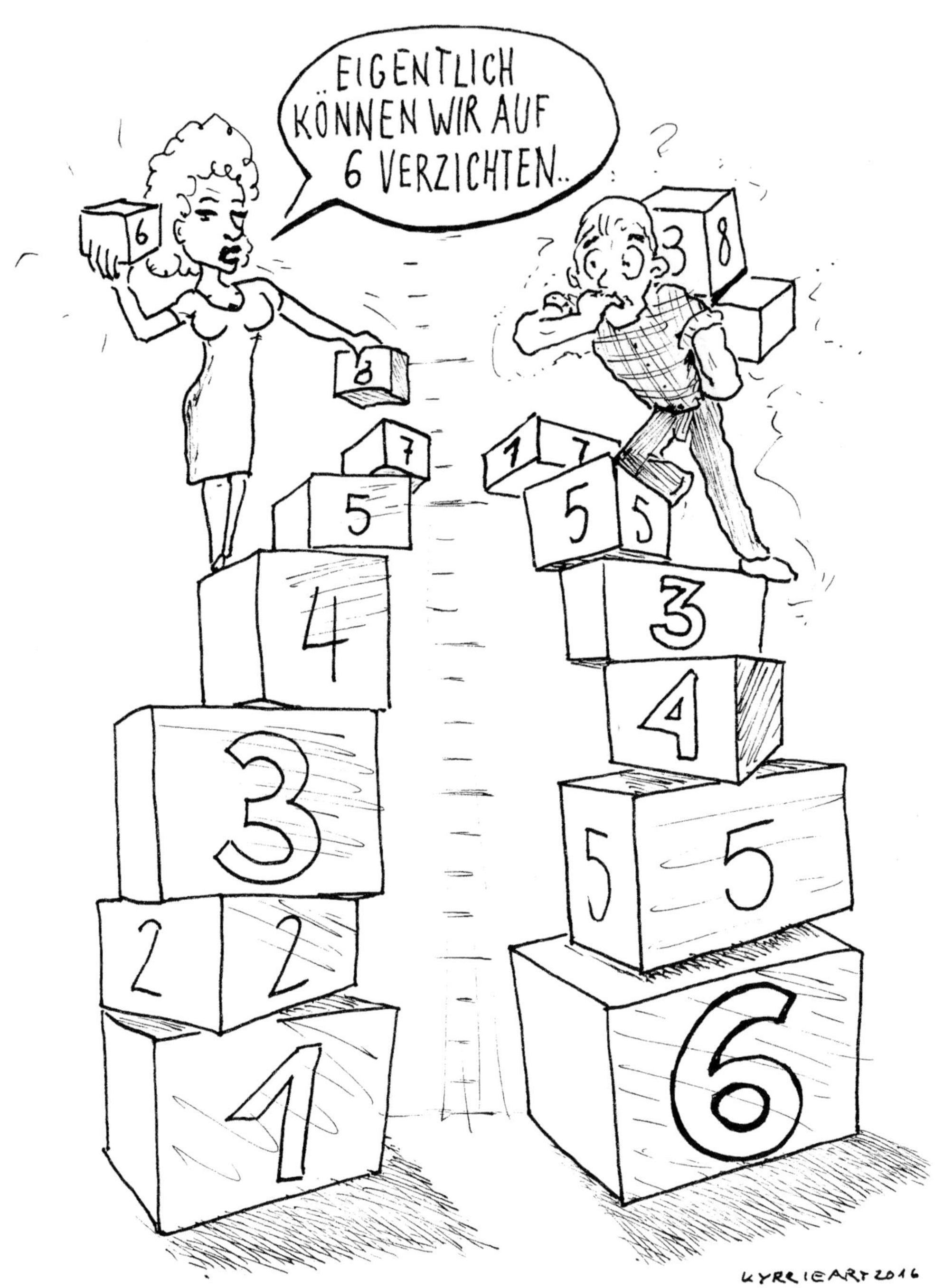
EIGENTLICH KÖNNEN WIR AUF 6 VERZICHTEN..
KYRRIEART 2016

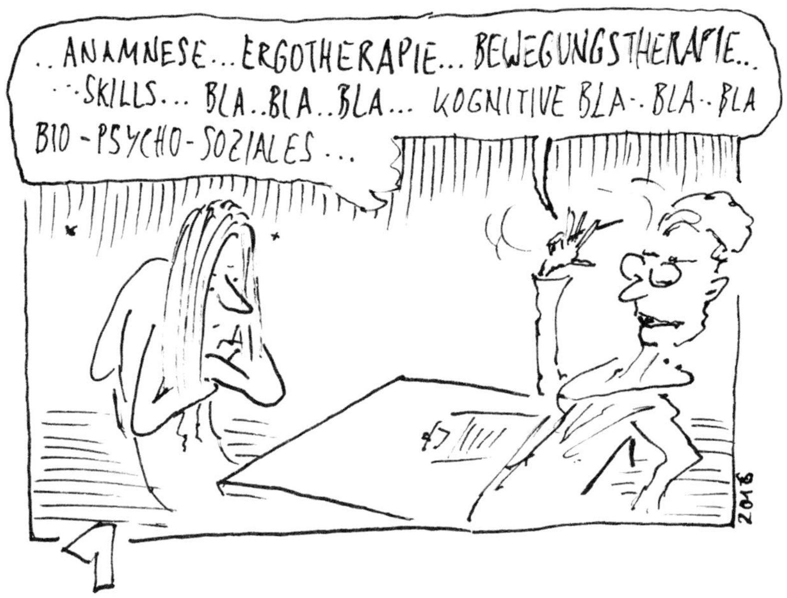
..ANAMNESE...ERGOTHERAPIE...BEWEGUNGSTHERAPIE...
...SKILLS... BLA..BLA..BLA... KOGNITIVE BLA..BLA..BLA
BIO-PSYCHO-SOZIALES...
2016
1

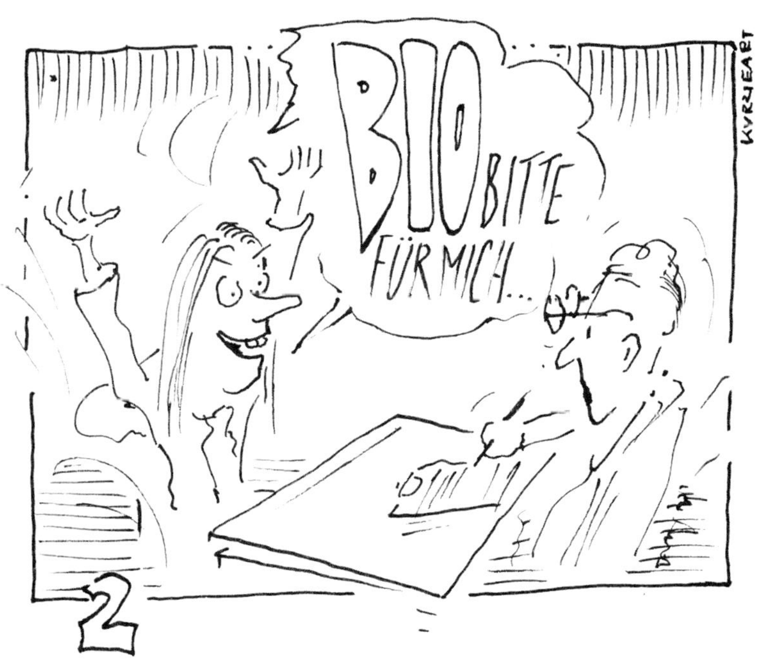
BIO BITTE FÜR MICH...
KURZEART
2

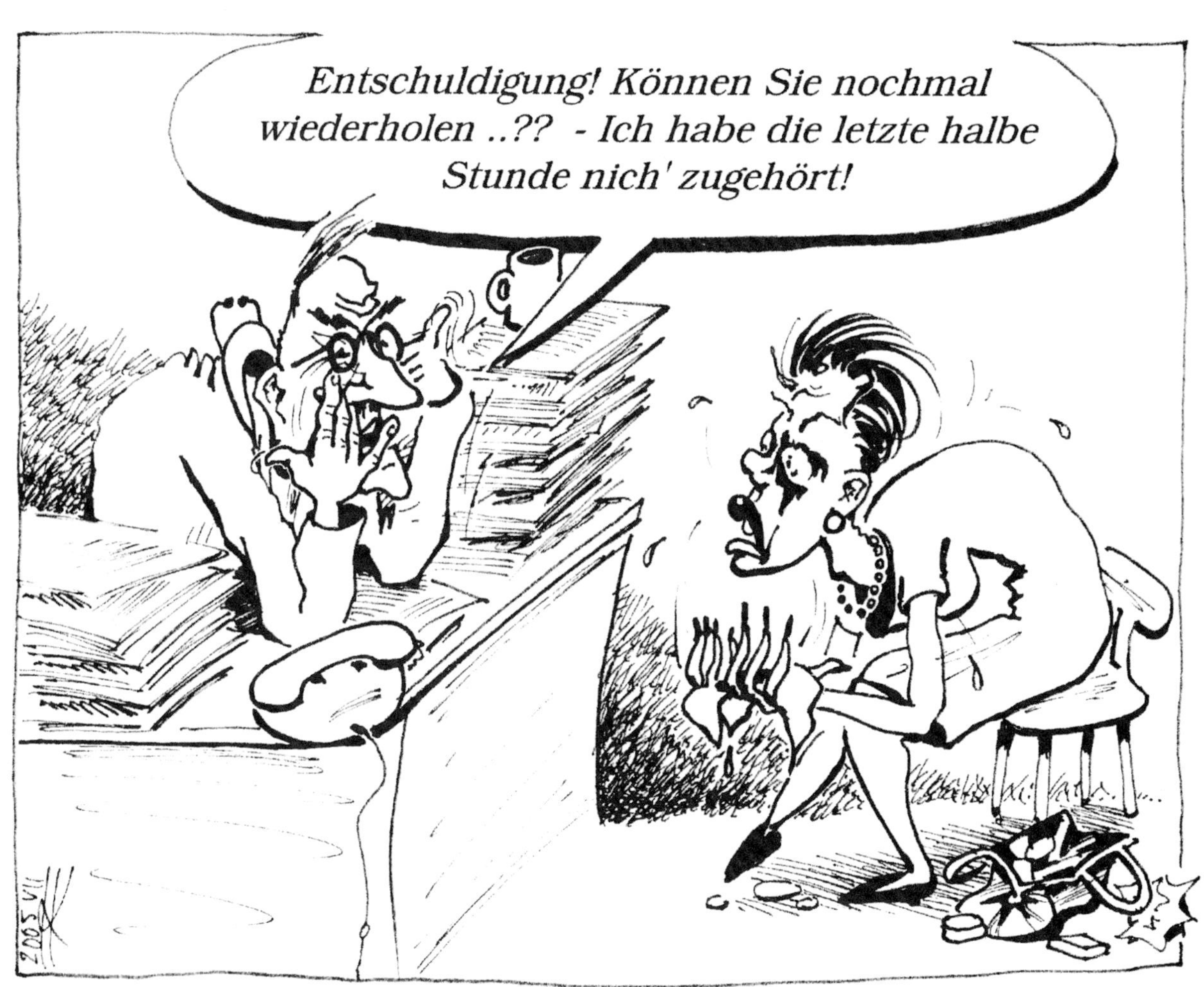
Entschuldigung! Können Sie nochmal wiederholen ..?? - Ich habe die letzte halbe Stunde nich' zugehört!

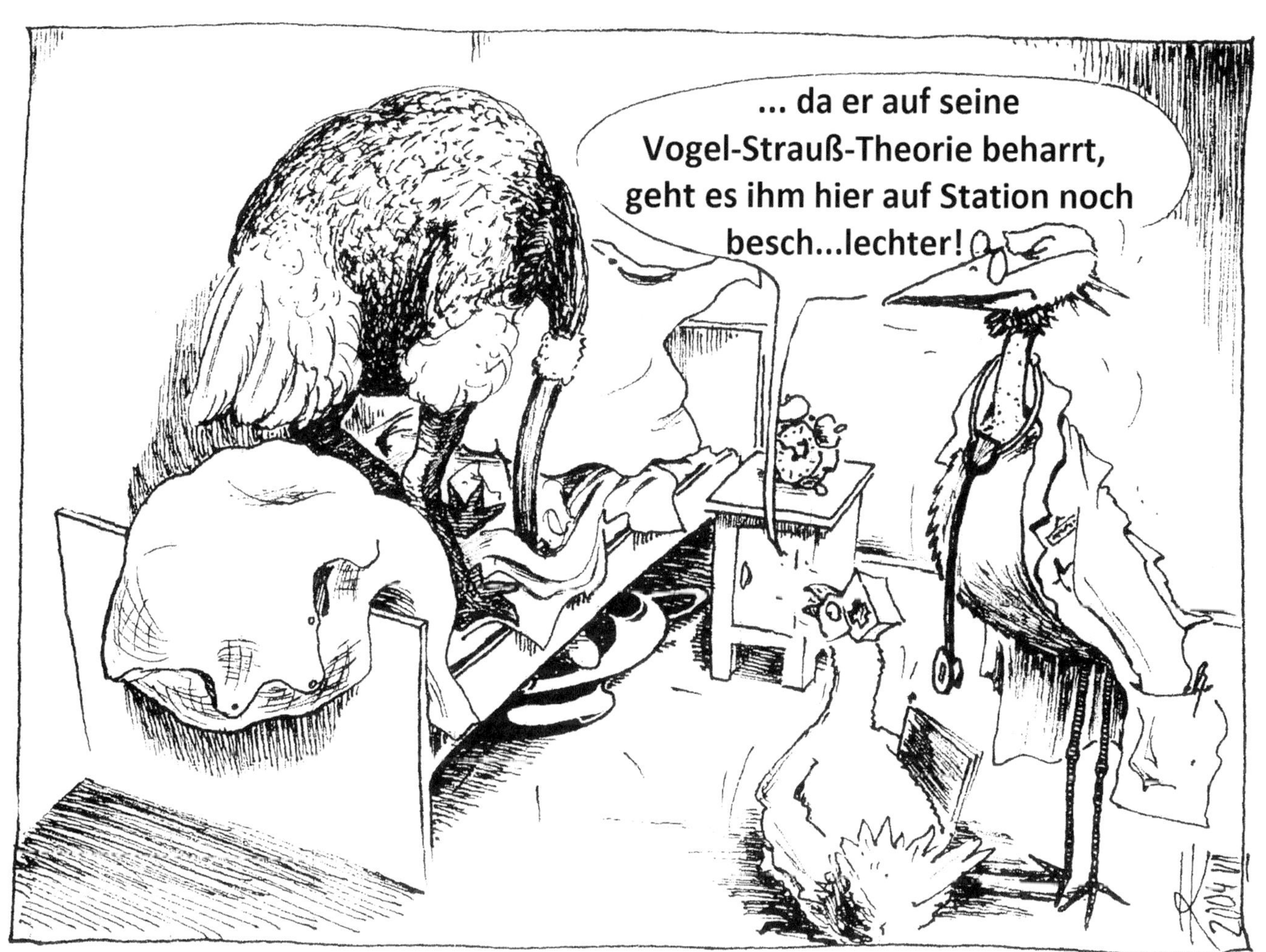
... da er auf seine
Vogel-Strauß-Theorie beharrt,
geht es ihm hier auf Station noch
besch...lechter!

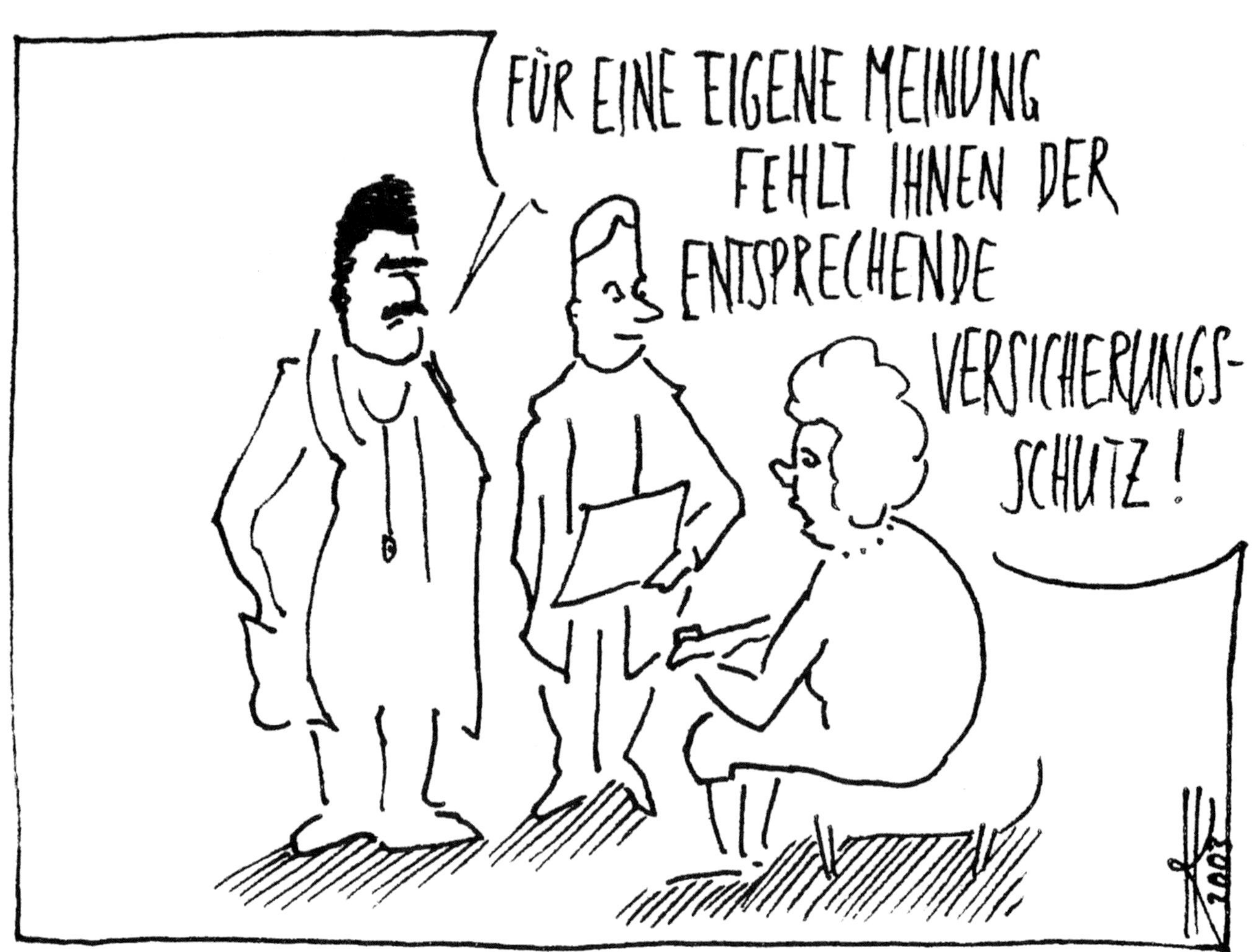
FÜR EINE EIGENE MEINUNG FEHLT IHNEN DER ENTSPRECHENDE VERSICHERUNGS-SCHUTZ!

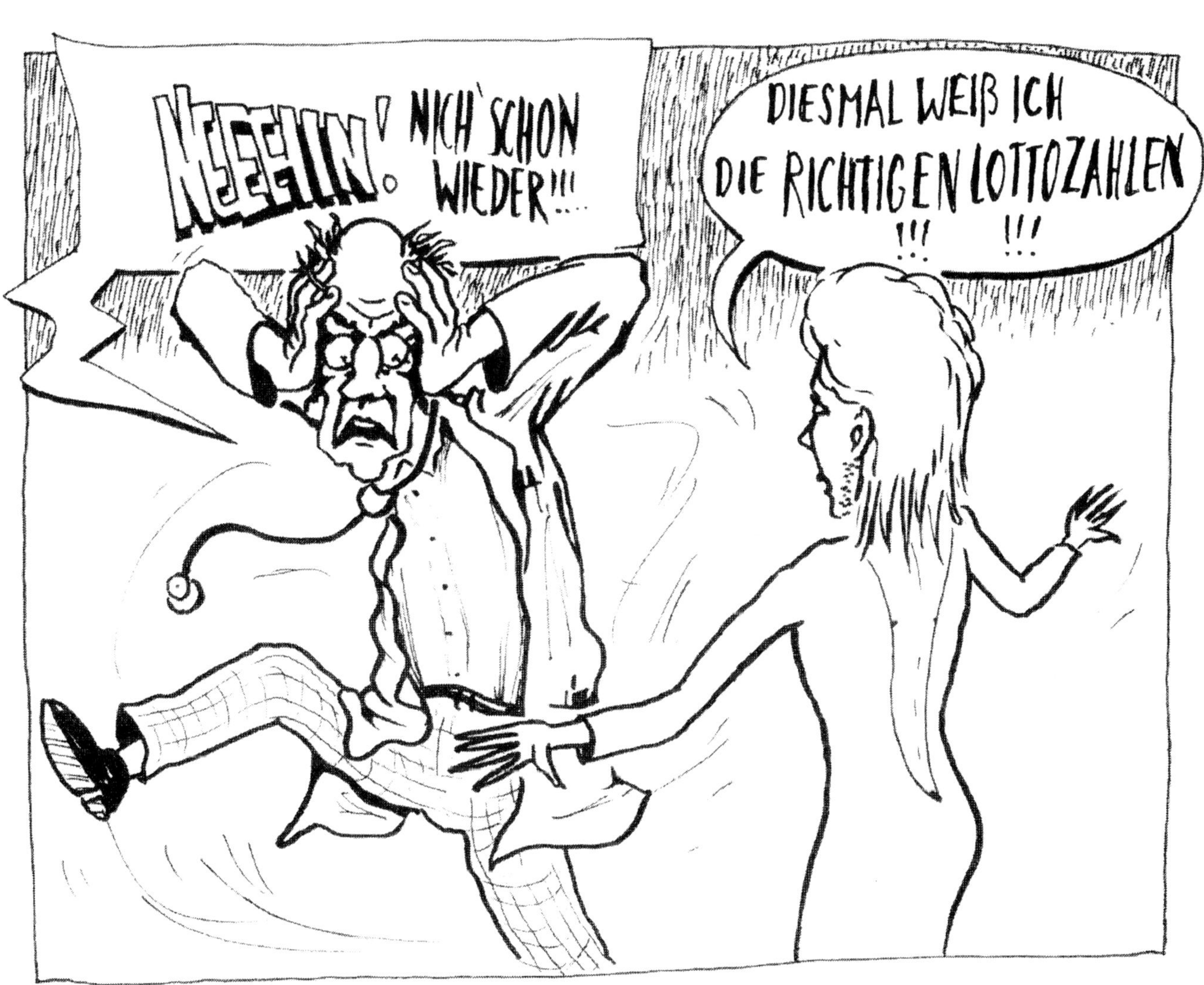
NEEEIIN! NICH' SCHON WIEDER!!!...
DIESMAL WEIß ICH DIE RICHTIGEN LOTTOZAHLEN !!! !!!

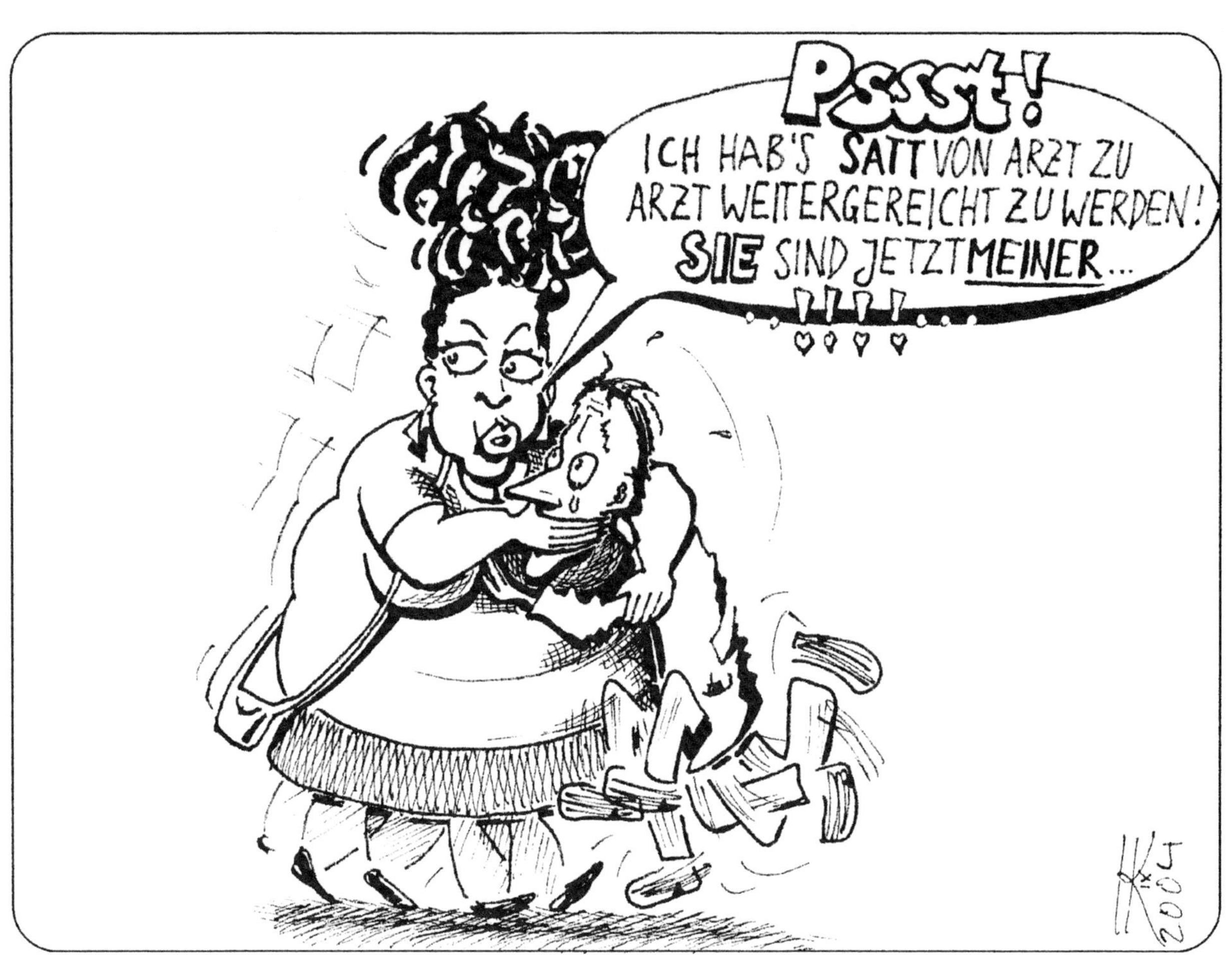
Pssst!
ICH HAB'S SATT VON ARZT ZU ARZT WEITERGEREICHT ZU WERDEN!
SIE SIND JETZT MEINER...

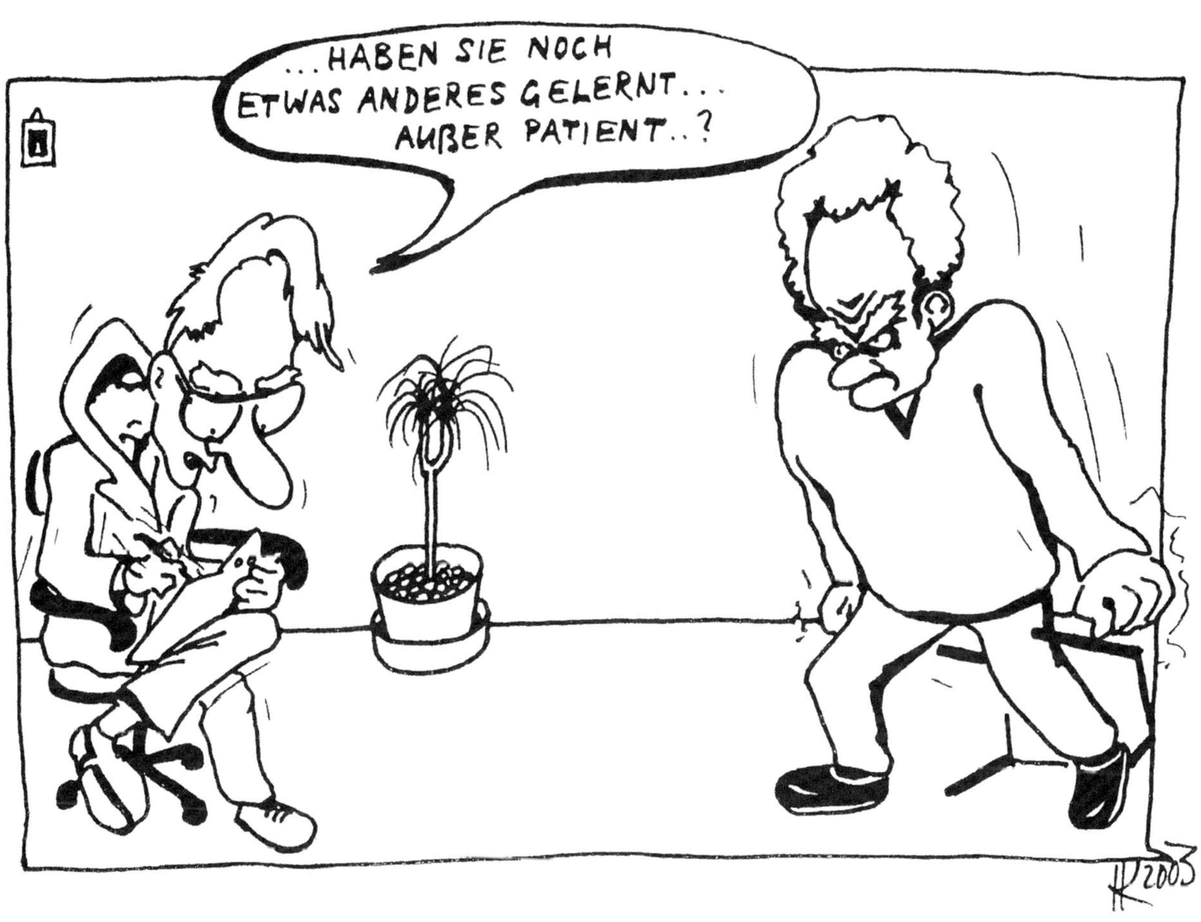
...HABEN SIE NOCH
ETWAS ANDERES GELERNT...
AUßER PATIENT..?

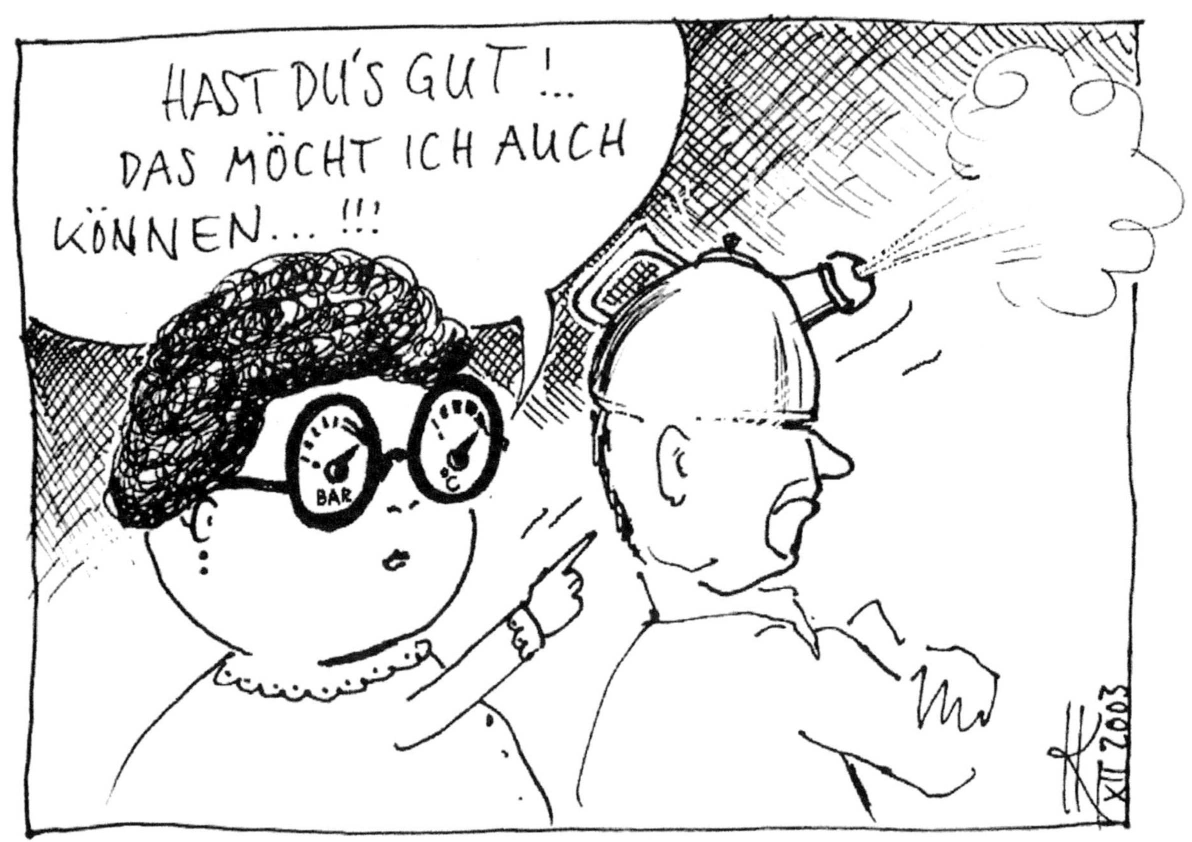
HAST DU'S GUT !..
DAS MÖCHT ICH AUCH
KÖNNEN... !!!
BAR
°C
XII 2003

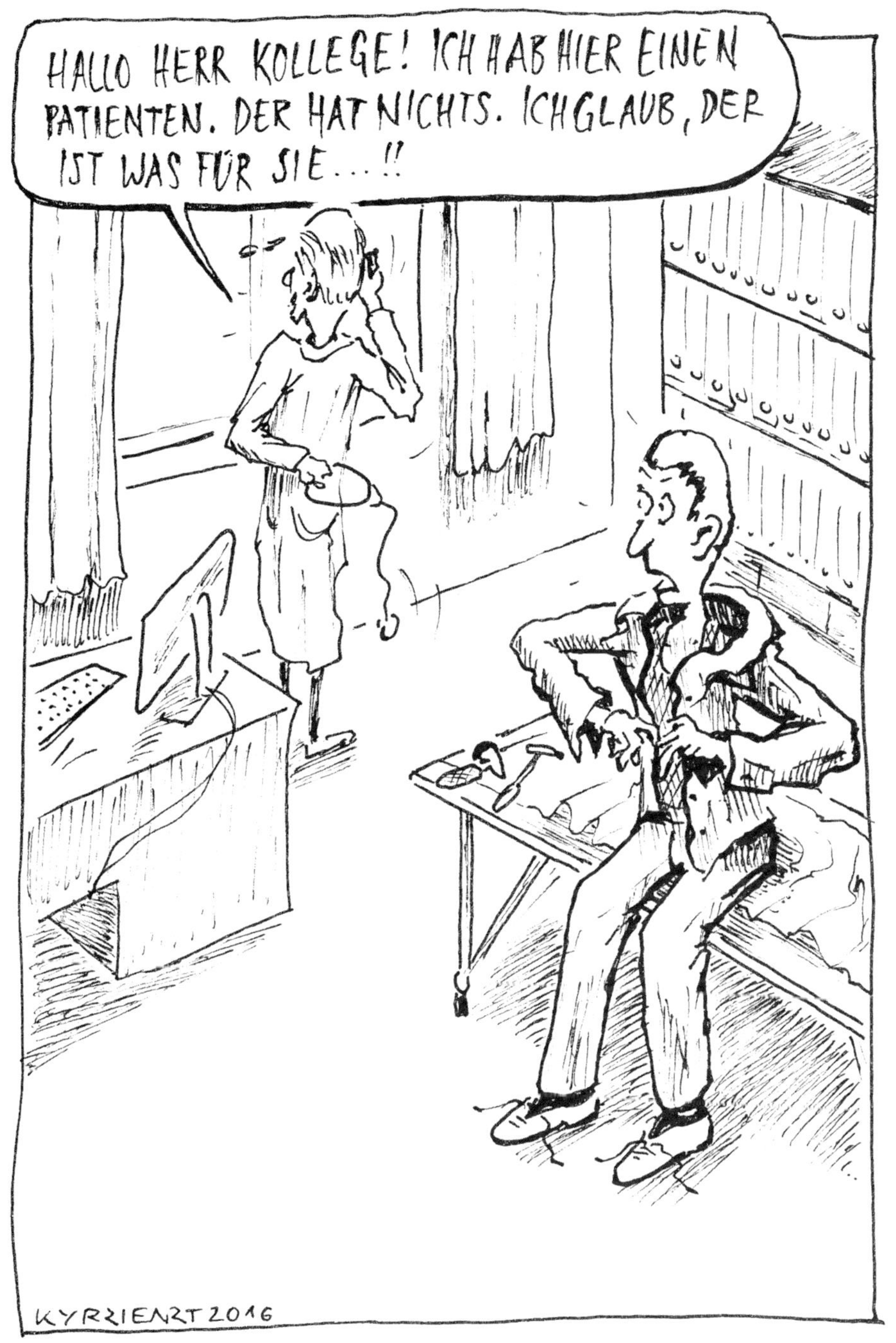
HALLO HERR KOLLEGE! ICH HAB HIER EINEN PATIENTEN. DER HAT NICHTS. ICH GLAUB, DER IST WAS FÜR SIE...!!

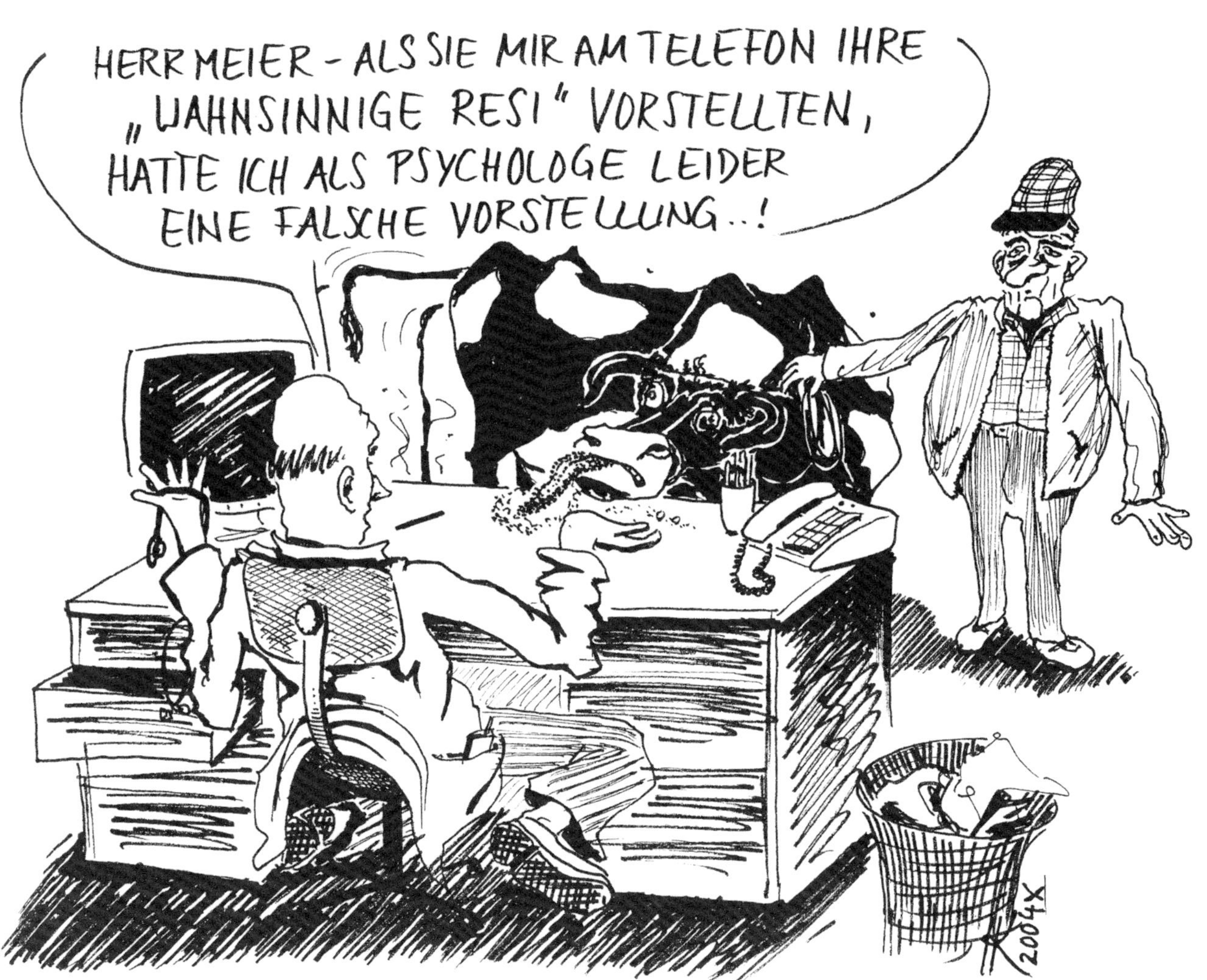
HERR MEIER - ALS SIE MIR AM TELEFON IHRE „WAHNSINNIGE RESI" VORSTELLTEN, HATTE ICH ALS PSYCHOLOGE LEIDER EINE FALSCHE VORSTELLUNG..!
2004X

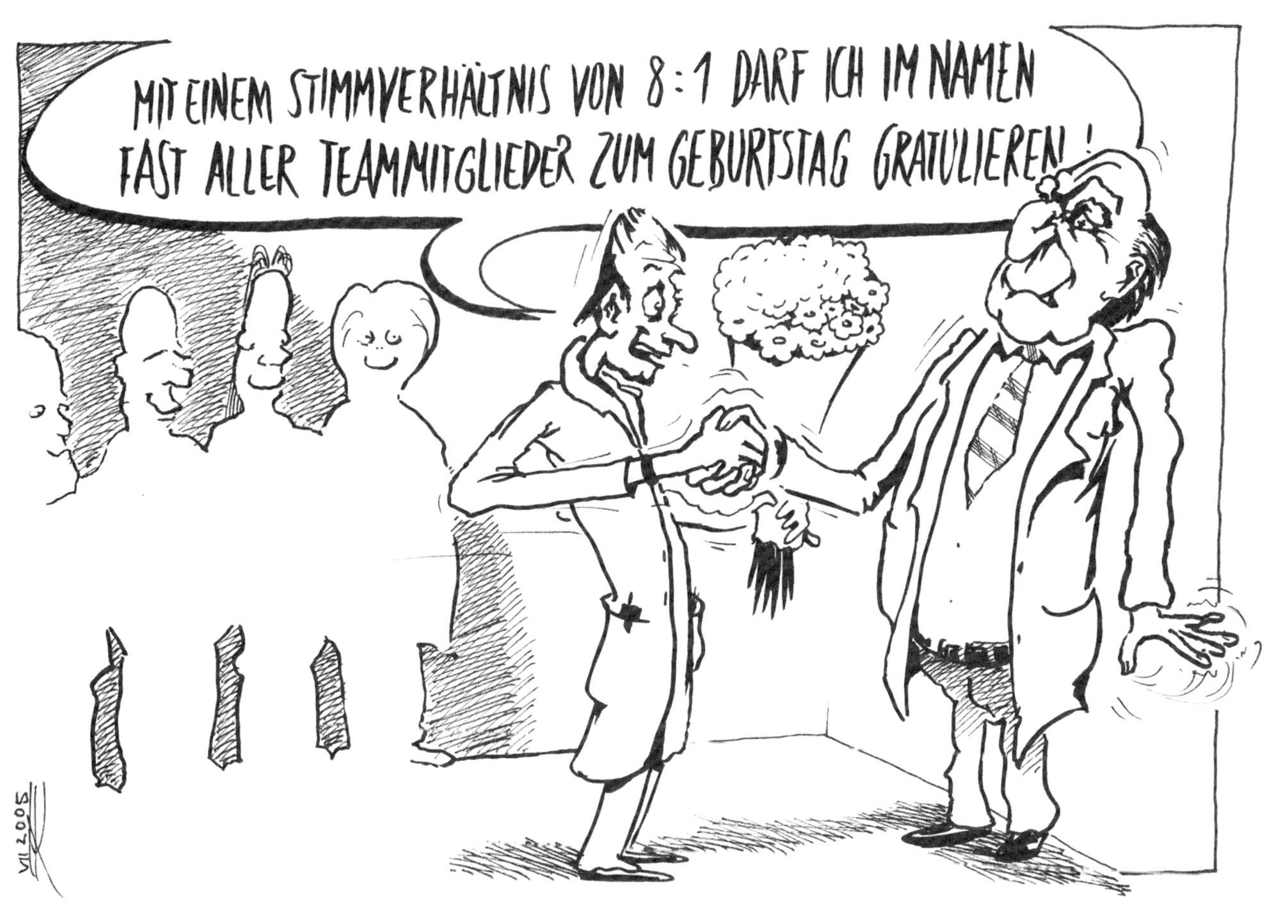
MIT EINEM STIMMVERHÄLTNIS VON 8 : 1 DARF ICH IM NAMEN FAST ALLER TEAMMITGLIEDER ZUM GEBURTSTAG GRATULIEREN!
VII 2005

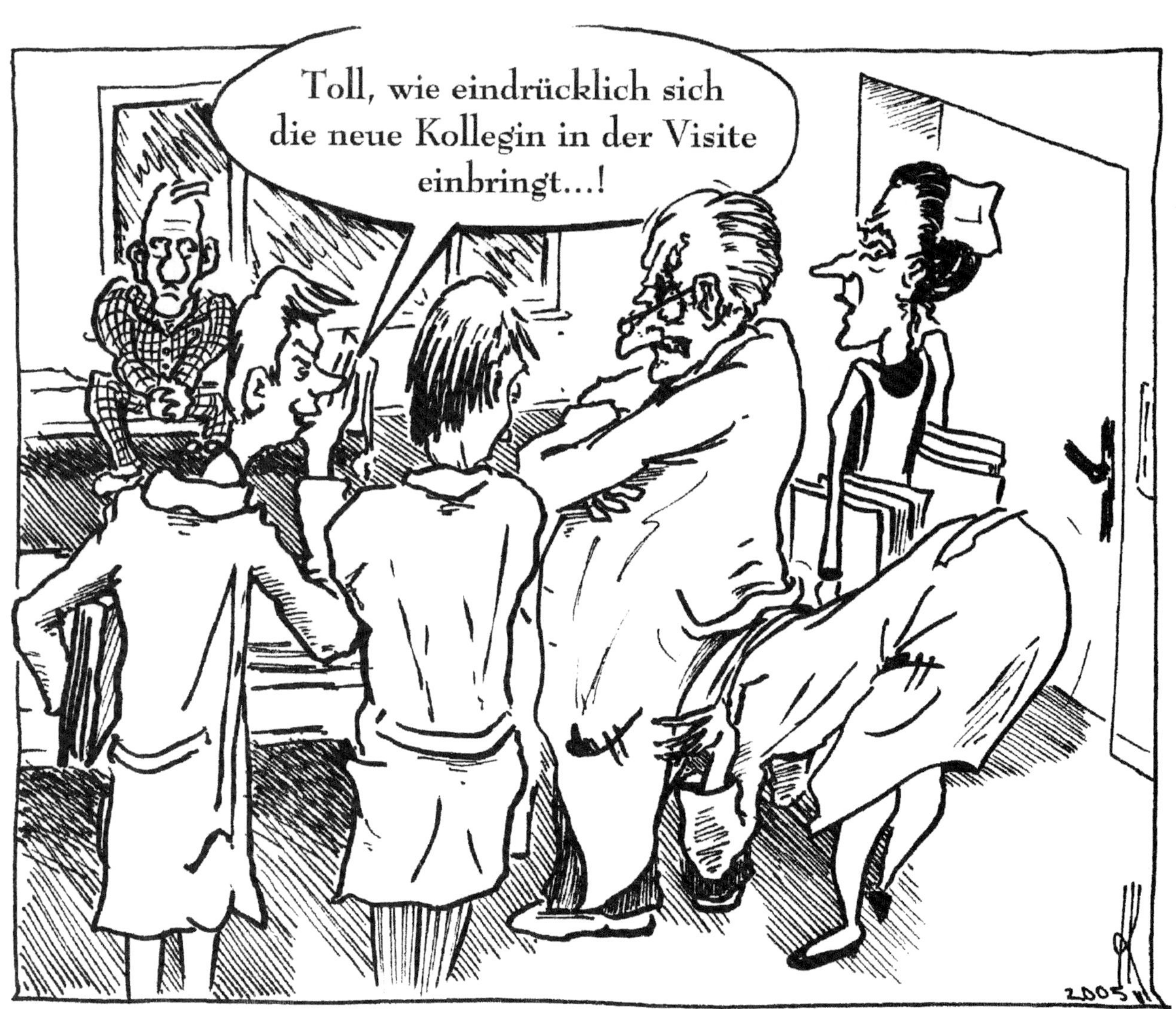
Toll, wie eindrücklich sich die neue Kollegin in der Visite einbringt...!
2005

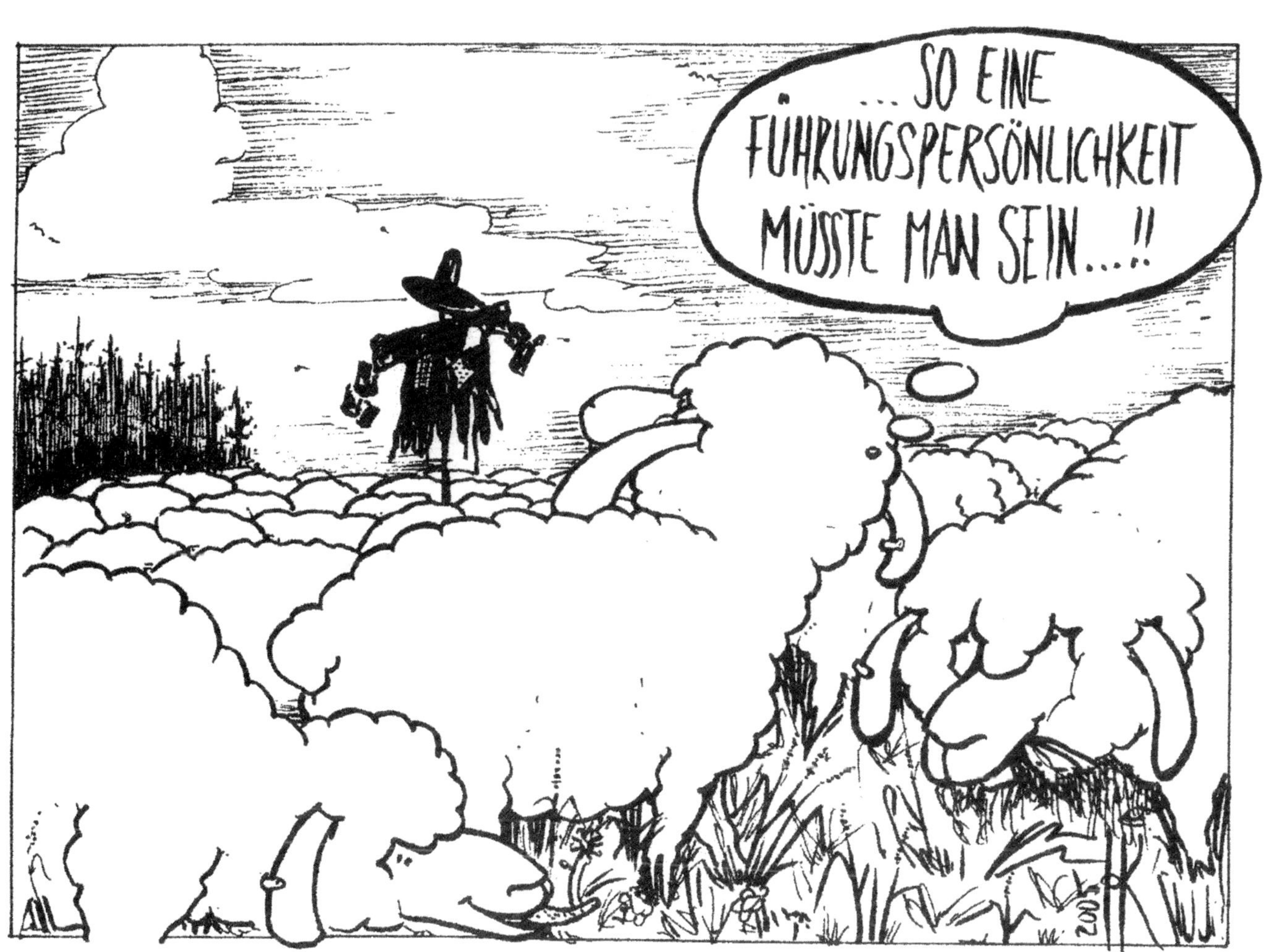
... SO EINE FÜHRUNGSPERSÖNLICHKEIT MÜSSTE MAN SEIN...!!

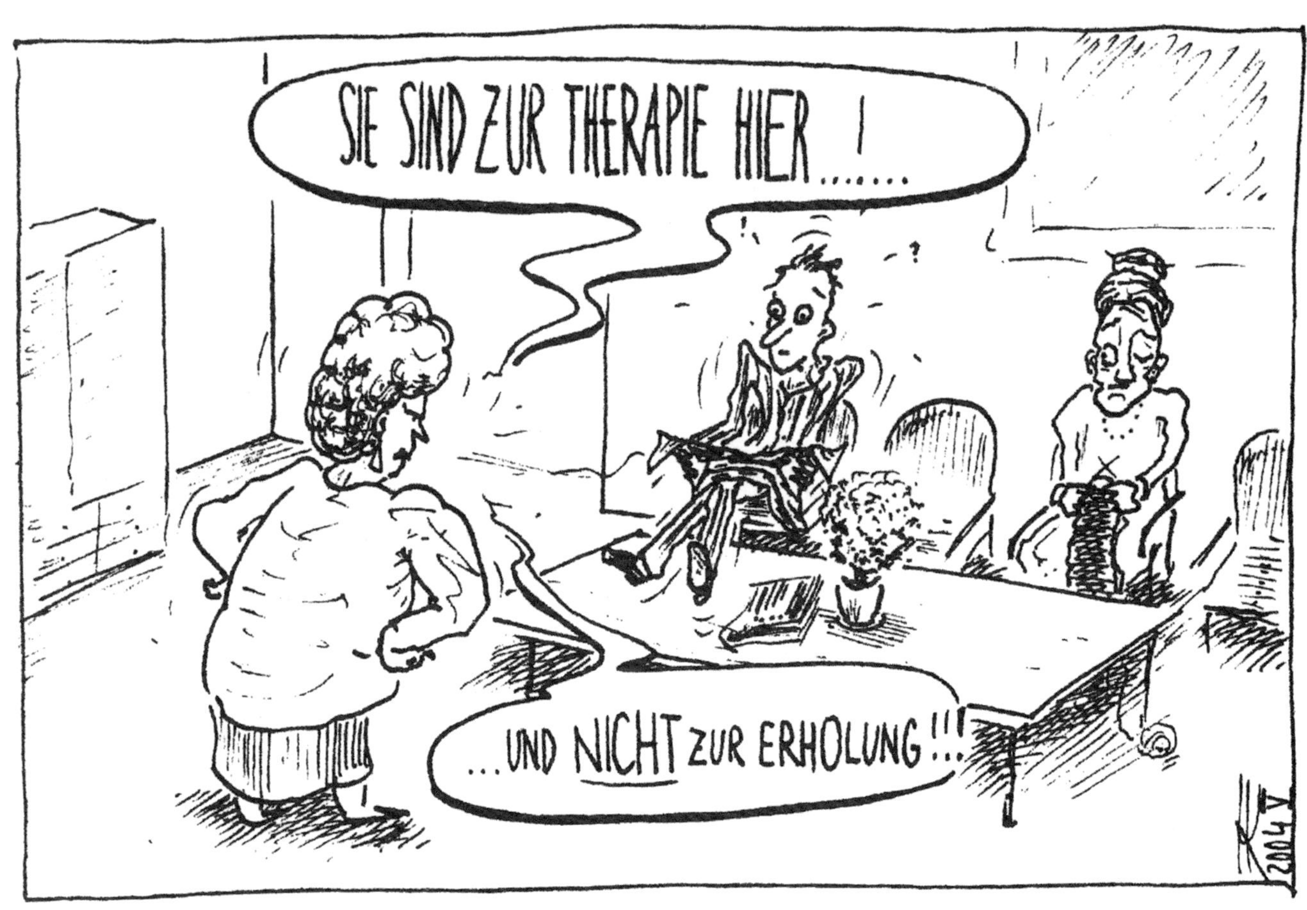
SIE SIND ZUR THERAPIE HIER ...! ......
...UND NICHT ZUR ERHOLUNG !!!
2004

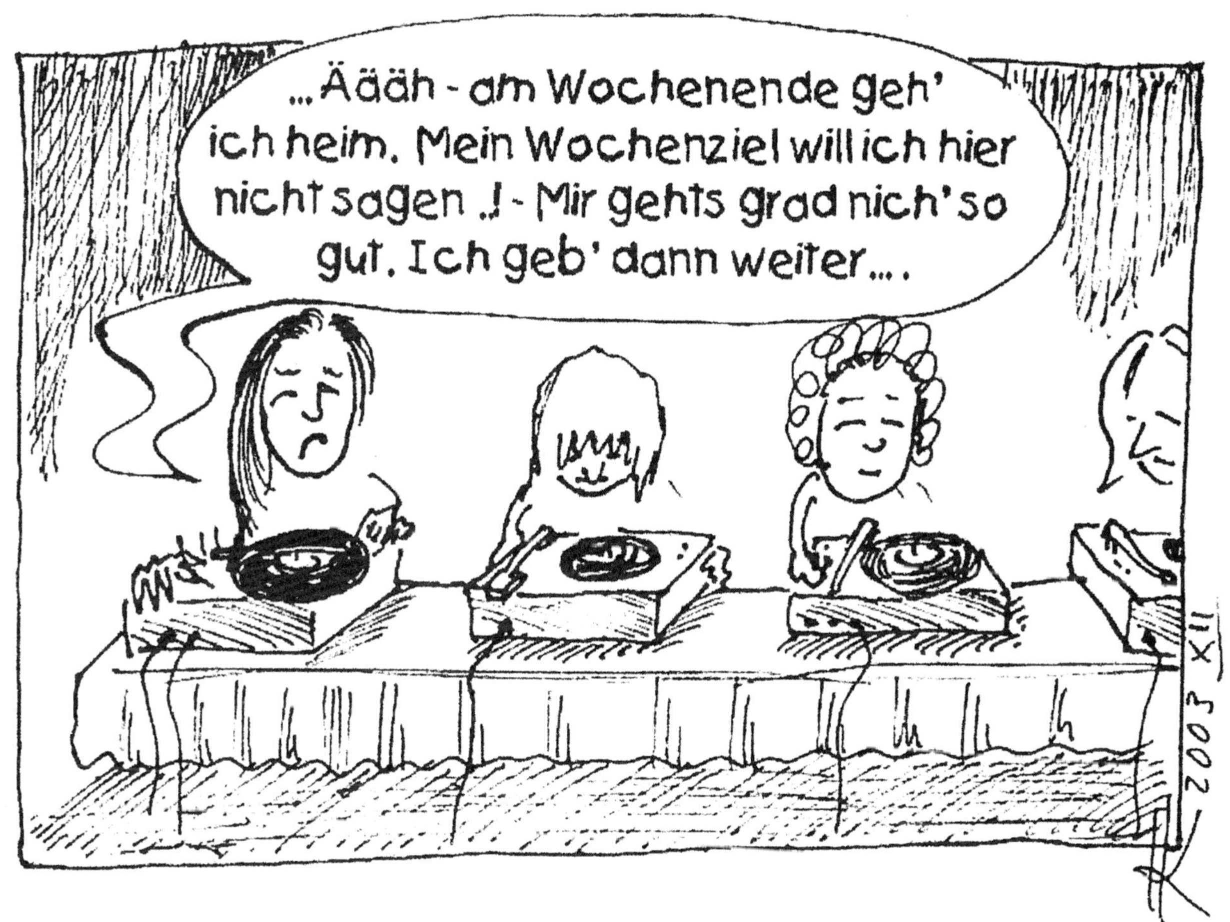
...Ääh - am Wochenende geh' ich heim. Mein Wochenziel will ich hier nicht sagen ..! - Mir gehts grad nich' so gut. Ich geb' dann weiter.... .
2003 XII

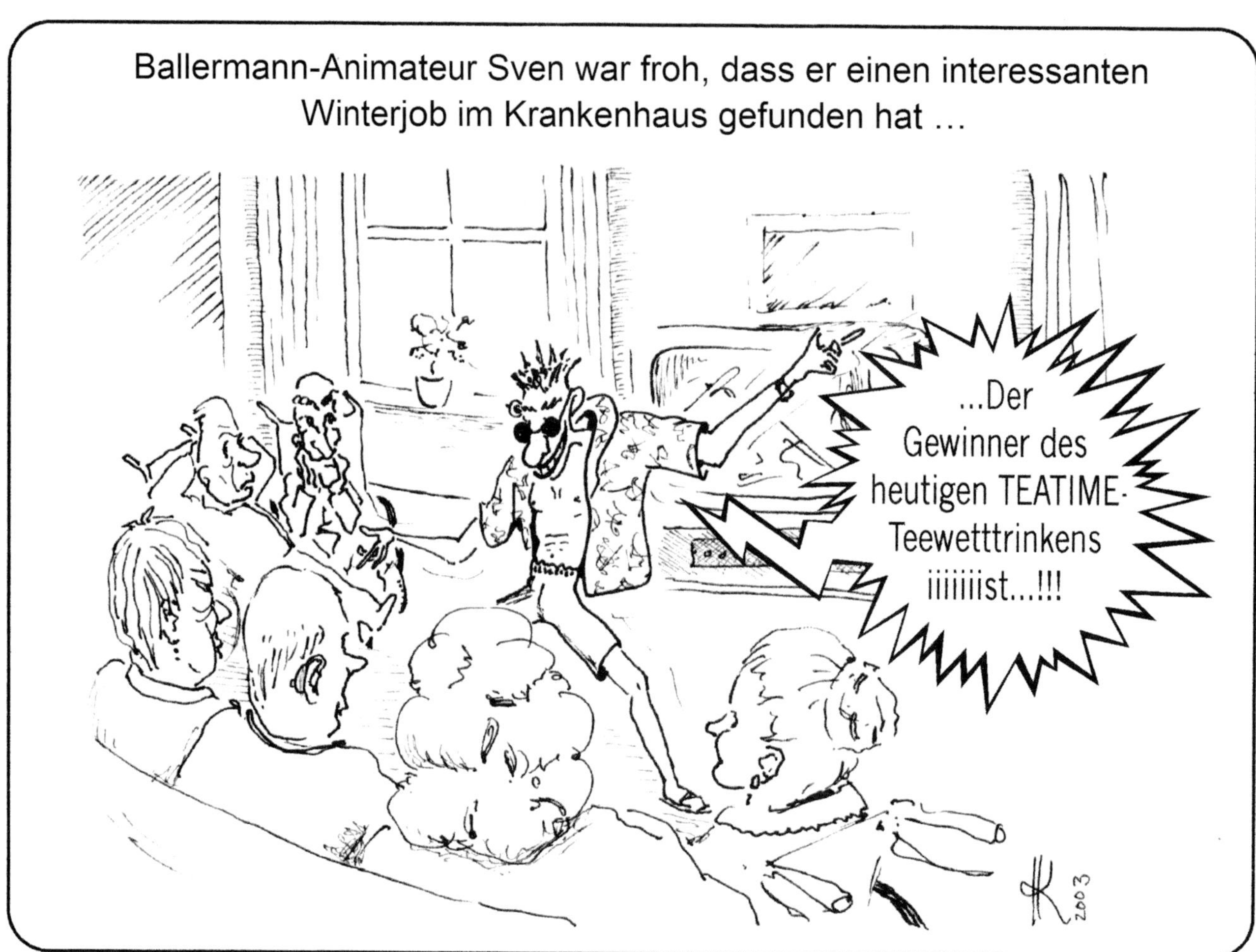

Ballermann-Animateur Sven war froh, dass er einen interessanten Winterjob im Krankenhaus gefunden hat …

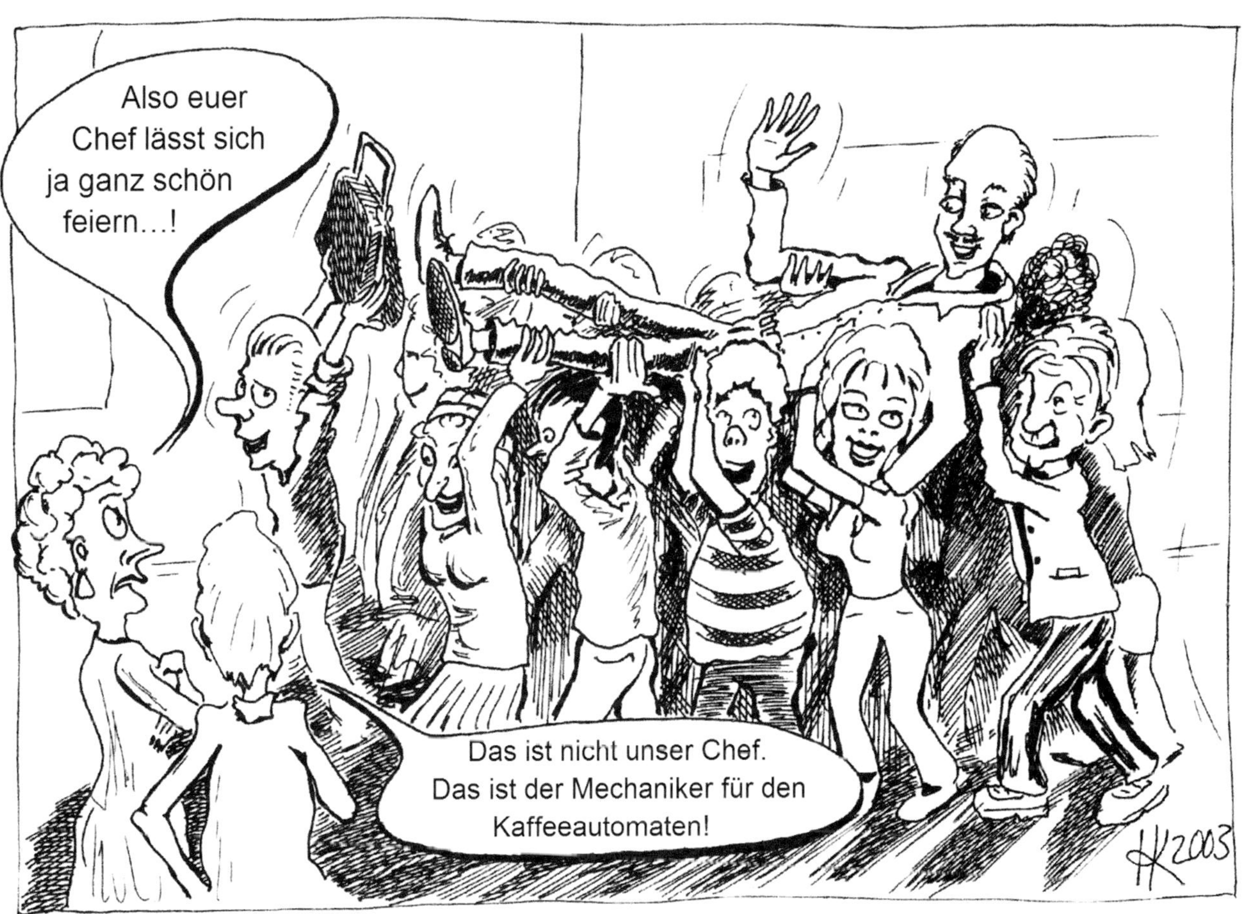
Also euer Chef lässt sich ja ganz schön feiern…!
Das ist nicht unser Chef. Das ist der Mechaniker für den Kaffeeautomaten!
HK2003

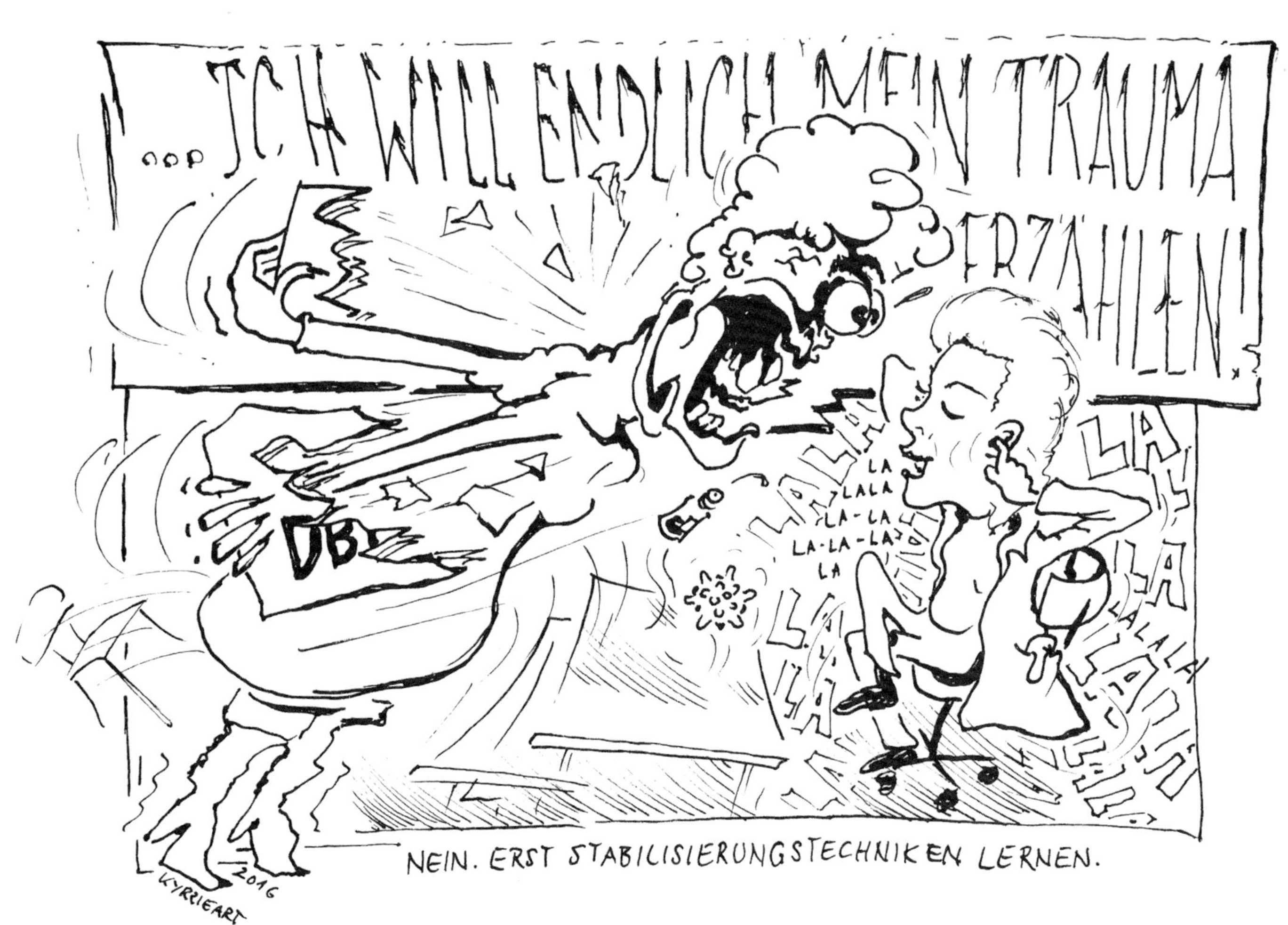
„… ICH WILL ENDLICH MEIN TRAUMA ERZÄHLEN!"
DB
LA LA LA LALA LA-LA LA-LA-LA LA
NEIN. ERST STABILISIERUNGSTECHNIKEN LERNEN.
KYRRIEART 2016

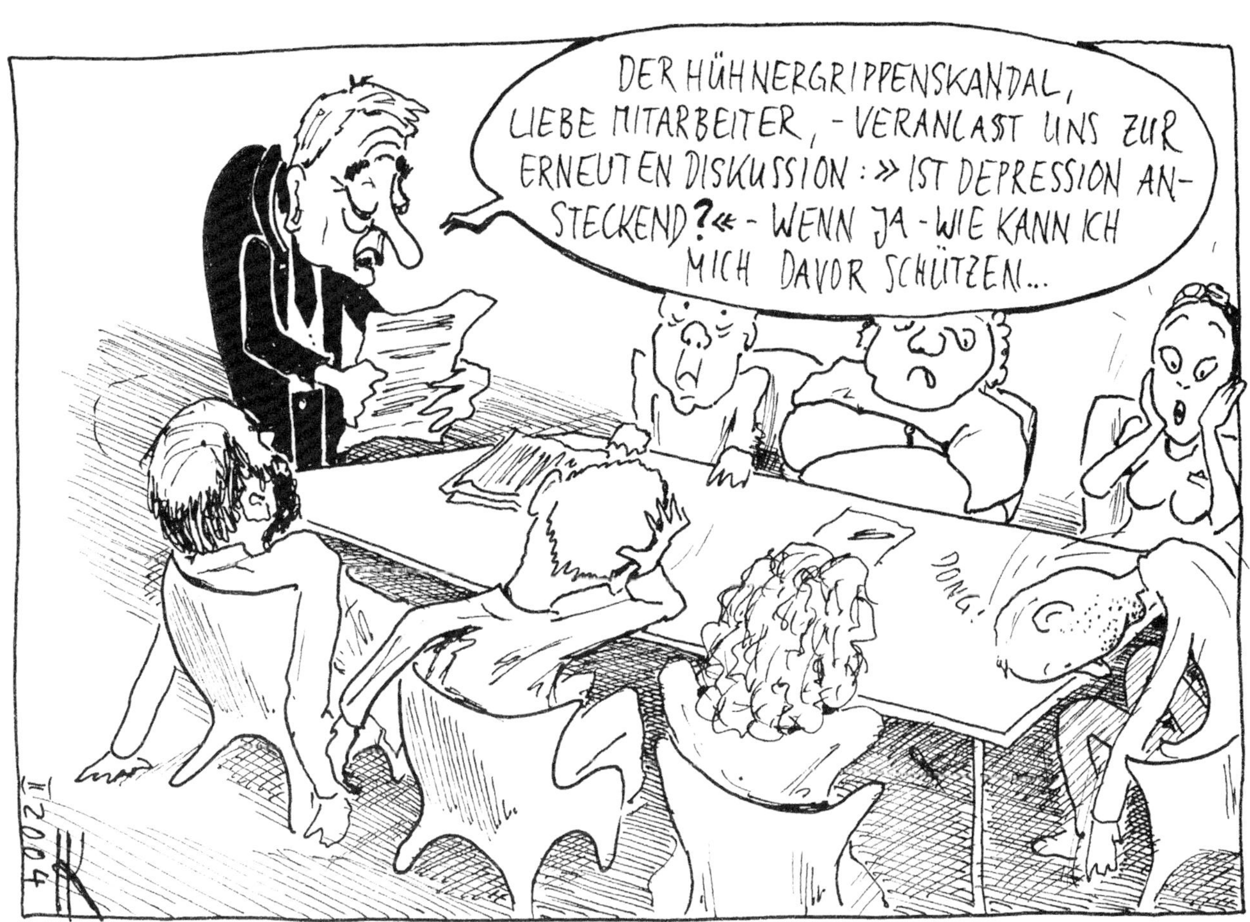
DER HÜHNERGRIPPENSKANDAL, LIEBE MITARBEITER, - VERANLASST UNS ZUR ERNEUTEN DISKUSSION: »IST DEPRESSION ANSTECKEND?« - WENN JA - WIE KANN ICH MICH DAVOR SCHÜTZEN...
DONG!
2004

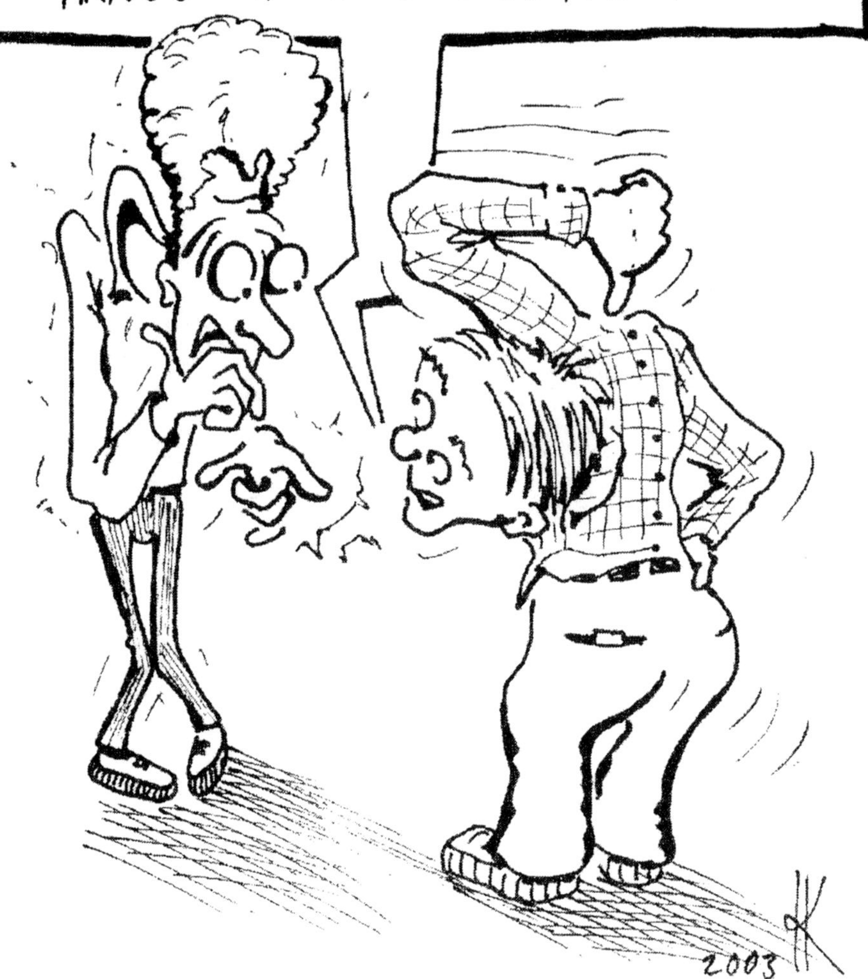
BEVOR ICH IN DIE PSYCHIATRIE KAM WAR MEIN KOPF IM ARSCH... – JETZT TRAGE ICH IHN UNTERM ARM...
2003

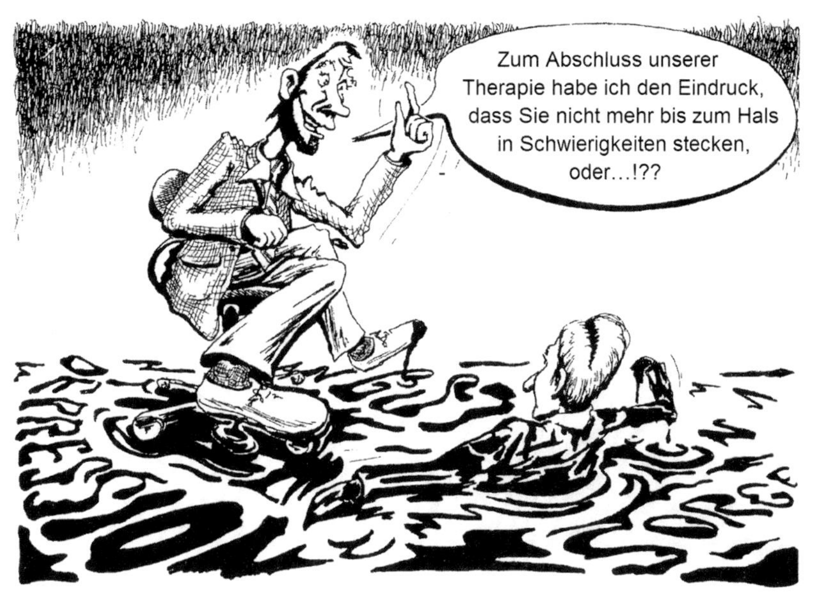
Zum Abschluss unserer Therapie habe ich den Eindruck, dass Sie nicht mehr bis zum Hals in Schwierigkeiten stecken, oder…!??

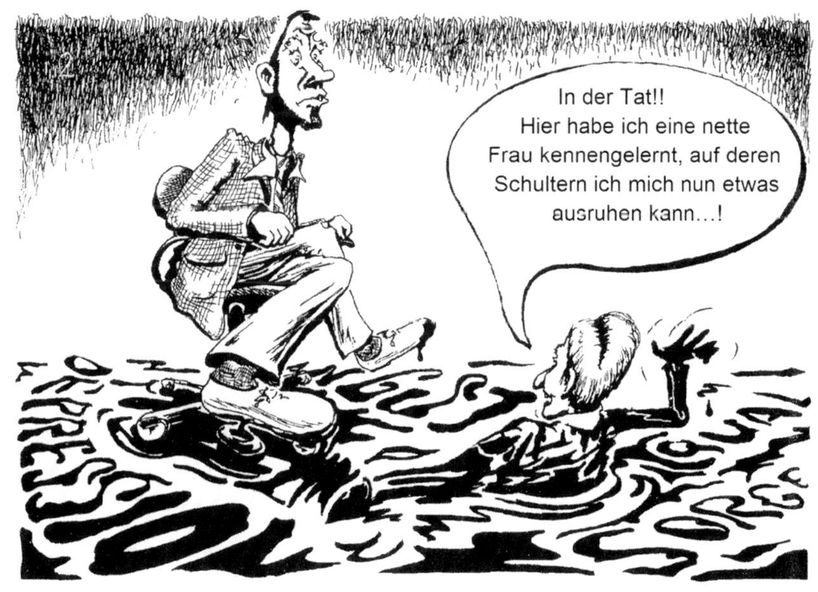
In der Tat!! Hier habe ich eine nette Frau kennengelernt, auf deren Schultern ich mich nun etwas ausruhen kann…!

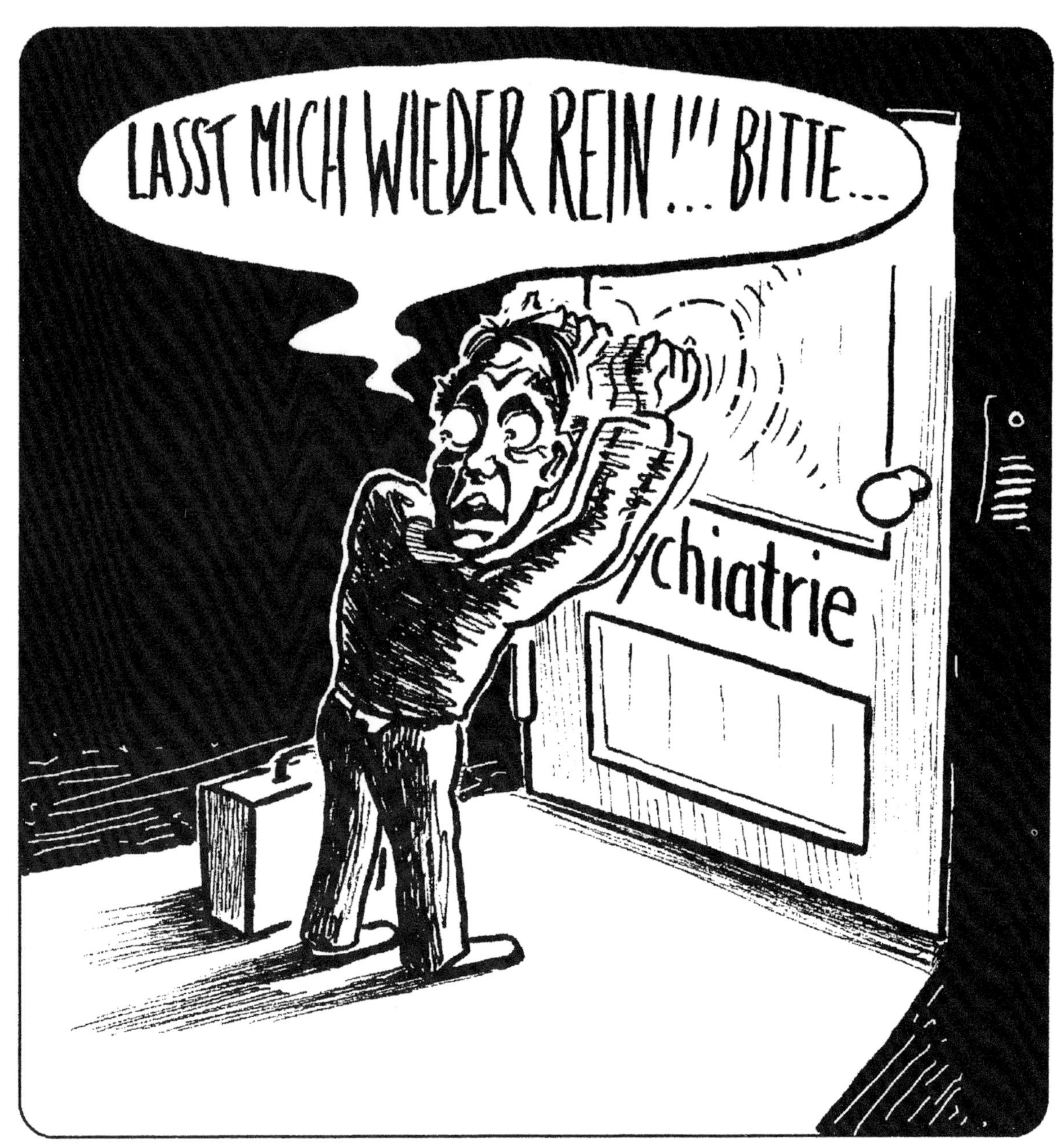

DIE SIND DOCH ALLE VERRÜCKT - HIER DRAUßEN!

Die knallharte Realität

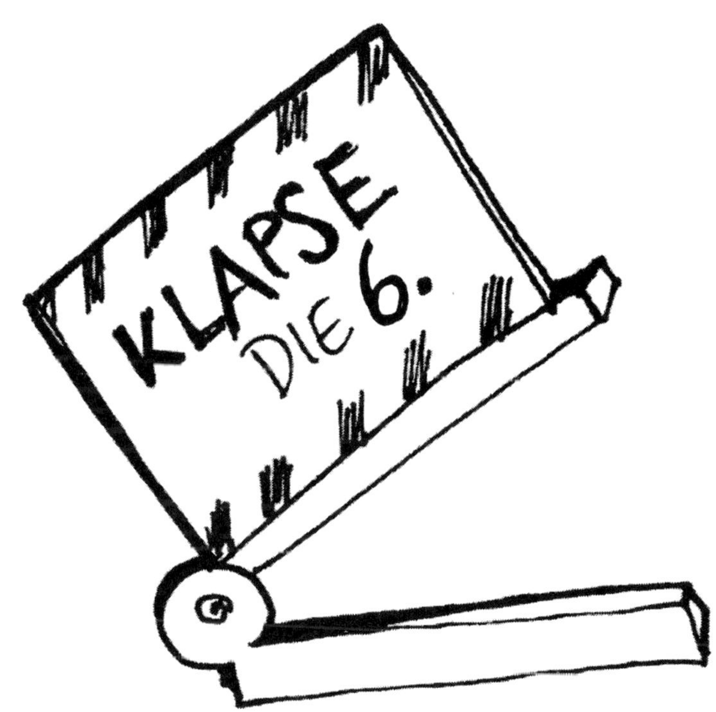

Zwischen Ideal und Wirklichkeit klaffen mehr oder weniger große Welten. Fakt ist: Die Psychiatrie lässt sich nicht einheitlich darstellen und beschreiben – das wäre vielleicht auch langweilig. Jede Institution, jede Station und jeder Mitarbeiter ist anders. Die Realität in psychiatrischen Institutionen ist manchmal allerdings nicht immer ganz so lustig und humorvoll. Pathologisierung, Diagnosenüberflutung, Schubladendenken, Verlust des Blickes auf den Menschen, Zwangsbehandlungen, Zeit- und (Fach-)Personalmangel, Einsparungsmaßnahmen, wirtschaftliche Notlagen, Druck des Medizinischen Dienstes der Krankenkassen, Überlastung am Arbeitsplatz, Burnout oder stetig steigendes Renteneintrittsalter sorgen dafür, dass einem das Lachen schon einmal im Hals stecken bleibt. Trotzdem sollte die Hoffnung niemals aufgegeben werden. Die Psychiatrie leistet eine äußerst wichtige Arbeit von Menschen mit und für Menschen. Sie sollte kein dunkler Ort der Hoffnungslosigkeit sein, sondern eine Begegnungsstätte, in der Menschen auf Augenhöhe zusammentreffen, in der Betroffene in einer psychischen Krise professionell und individuell auf dem von ihnen gewählten Weg begleitet und unterstützt werden. Transparenz, Respekt, Empathie, professionelle Nähe und Wertschätzung des Gegenübers sollten dabei an erster Stelle stehen. Wenn die Psychiatrie flächendeckend ein besserer Ort und von negativen Stigmata befreit werden soll, muss sich aber noch vieles ändern. Ein Anfang ist, sich dies ins Bewusstsein zu rufen und bei sich selbst anzufangen. Berufspolitischer Einsatz ist unvermeidbar, um Missstände aufzudecken, anzusprechen und zu beseitigen. Otto Julius Bierbaum (1865 – 1910) sagte bereits: »*Humor ist, wenn man trotzdem lacht.*« Humor ist allerdings auch, wenn man trotzend oder trotzig lacht, sich so den Widrigkeiten des Lebens stellt und diese damit überwindet.

Man könnte die Psychiatrie mit einer großen Baustelle vergleichen: Die Baustelle deutet auf Veränderung oder Verbesserung hin. Sie schafft etwas Neues und verbessert alte oder marode Strukturen. Manchmal ist sie laut, sie ärgert uns, häufig nervt sie, hin und wieder zwingt sie uns zu Umwegen, aber es wird kontinuierlich daran gearbeitet, etwas aufzubauen, zu erneuern, verbessern, abzureißen, zu durchbrechen, erleichtern oder zu vereinfachen. Auf einer Baustelle gibt es bestimmte Sicherheitsvorkehrungen und es muss sich an gewisse Vorschriften gehalten werden. Jede Baustelle braucht ihre Zeit um ein zufriedenstellendes Ergebnis zu erreichen. Ebenso werden die verschiedensten Menschen (Entscheidungsträger, Geldgeber, Planungsbeauftragte, Zulieferer, Arbeiter,...) dazu benötigt. Gemeinsam ist es möglich, etwas Großartiges zu schaffen – auch in der Psychiatrie! Man darf sich nur nicht entmutigen lassen und sich der breiten Masse unterordnen. Wo ein Wille ist, gibt es immer auch einen Weg – auch wenn dieser manchmal lang und steinig ist...
Die Hoffnung stirbt zuletzt – nein, wir glauben sie stirbt nie!

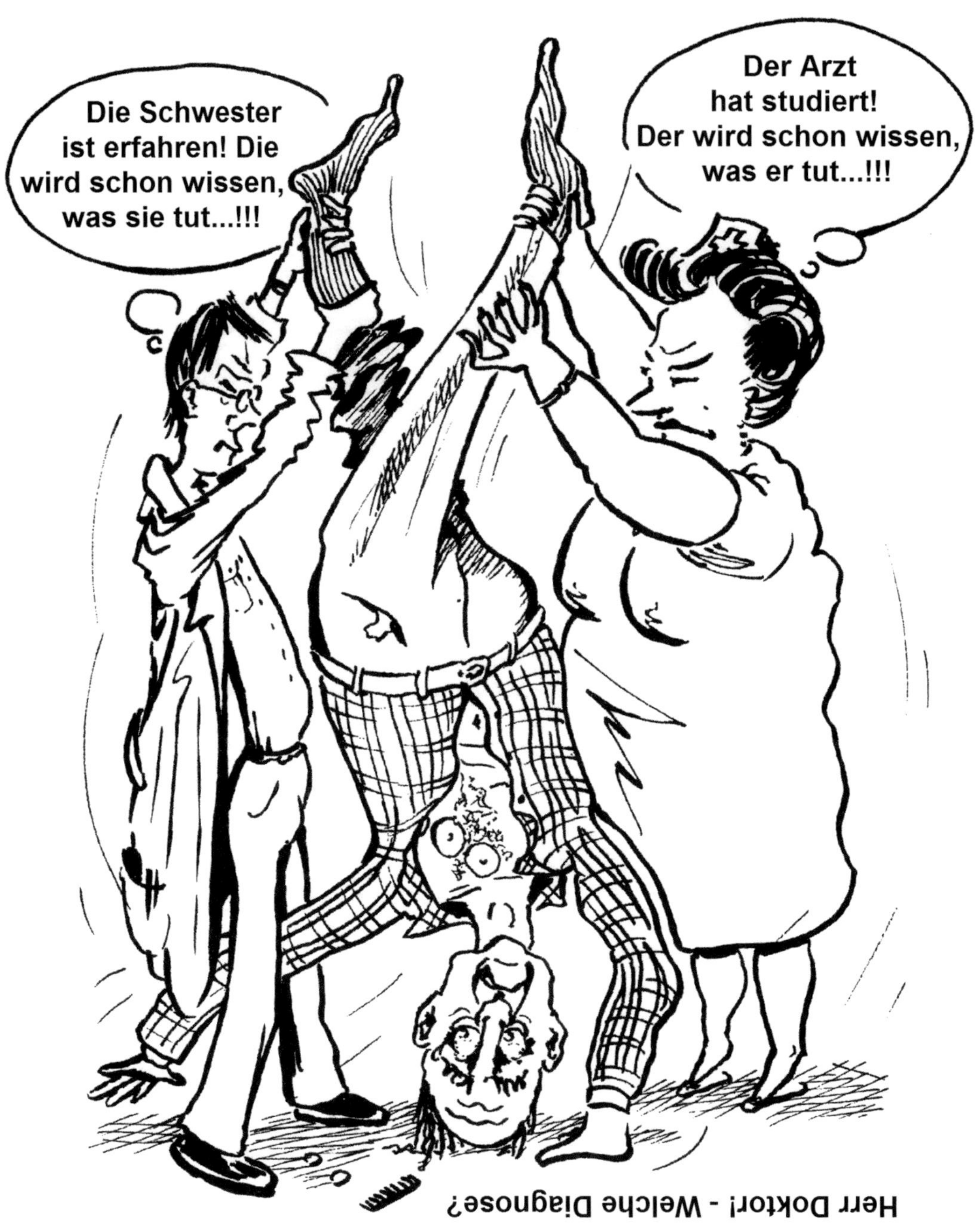

Herr Doktor! - Welche Diagnose?

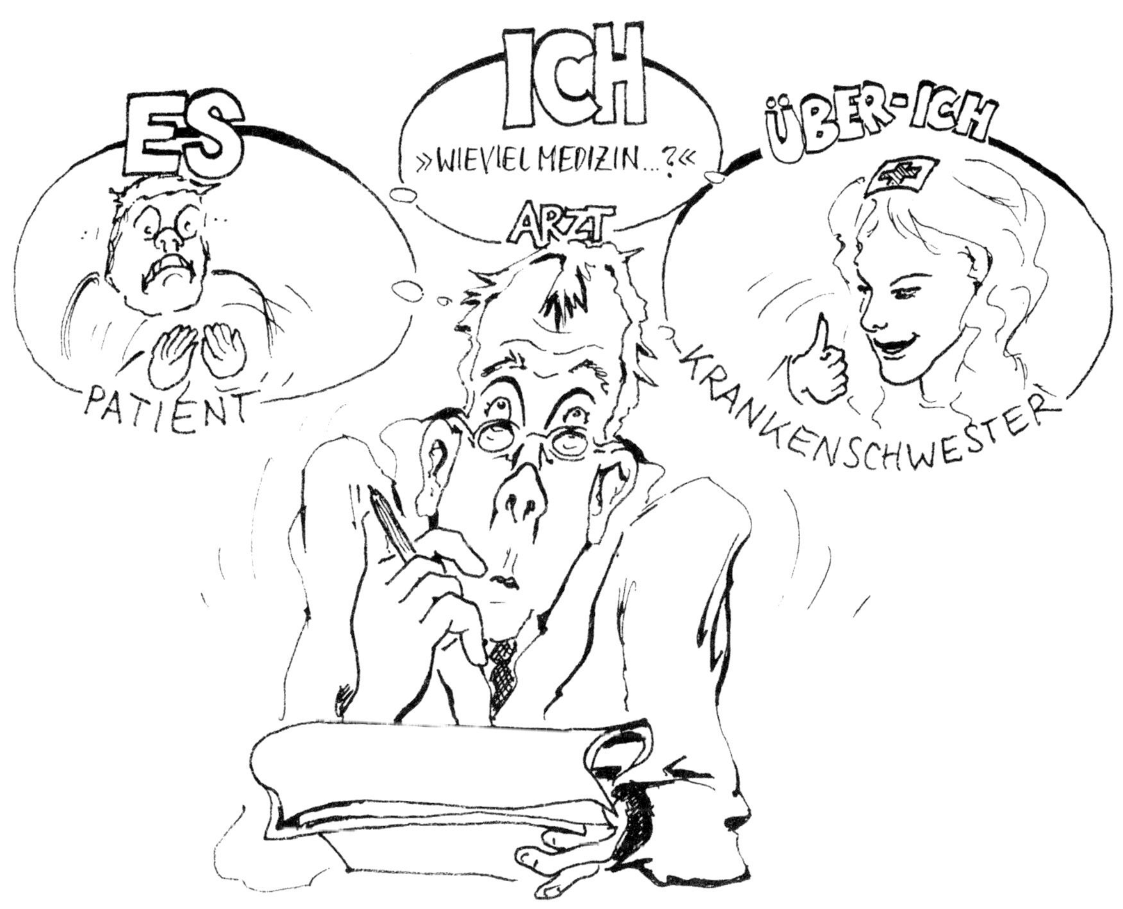
ES
PATIENT
ICH
»WIEVIEL MEDIZIN...?«
ARZT
ÜBER-ICH
KRANKENSCHWESTER

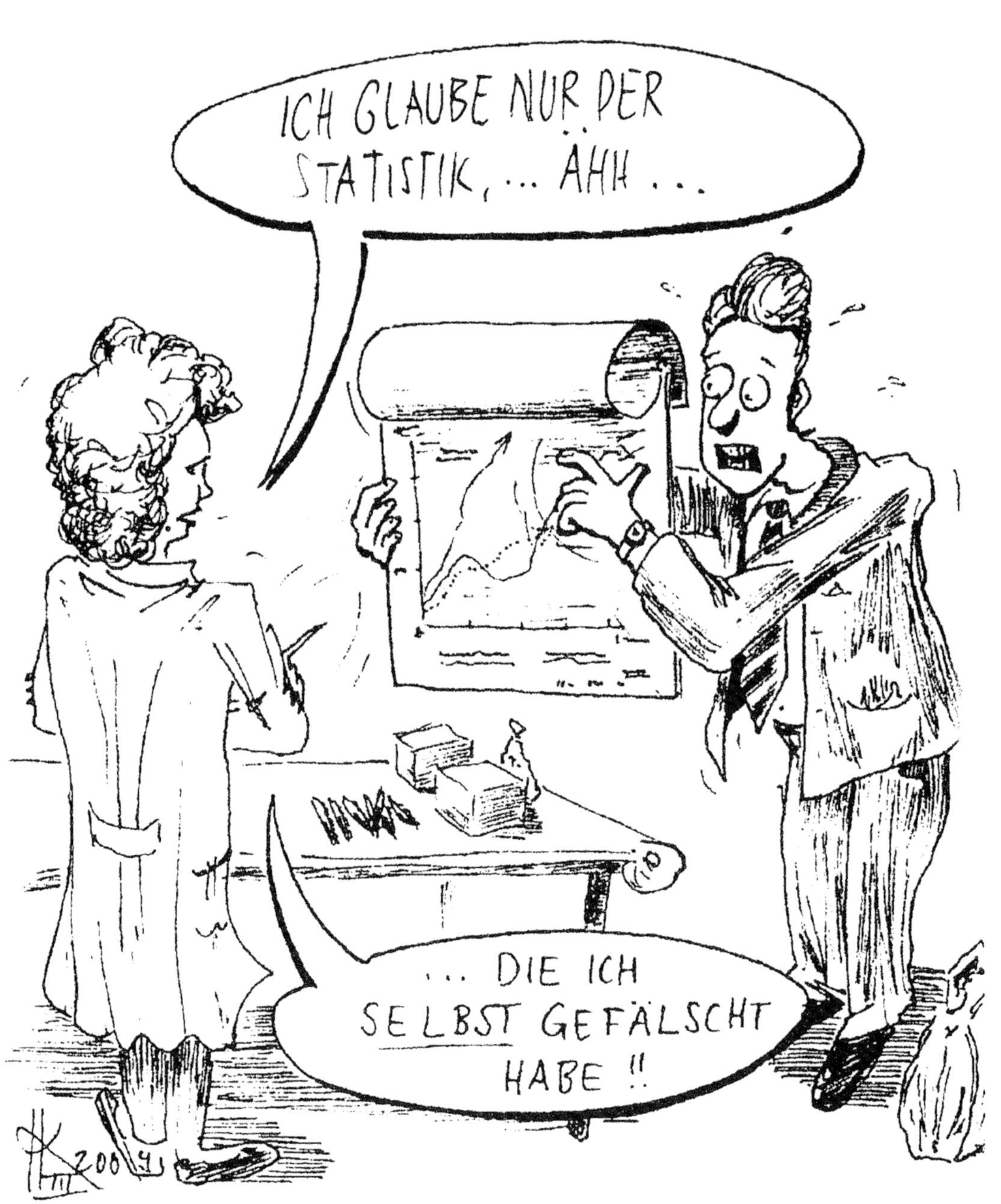
ICH GLAUBE NUR DER STATISTIK, ... ÄHH ...
... DIE ICH SELBST GEFÄLSCHT HABE !!

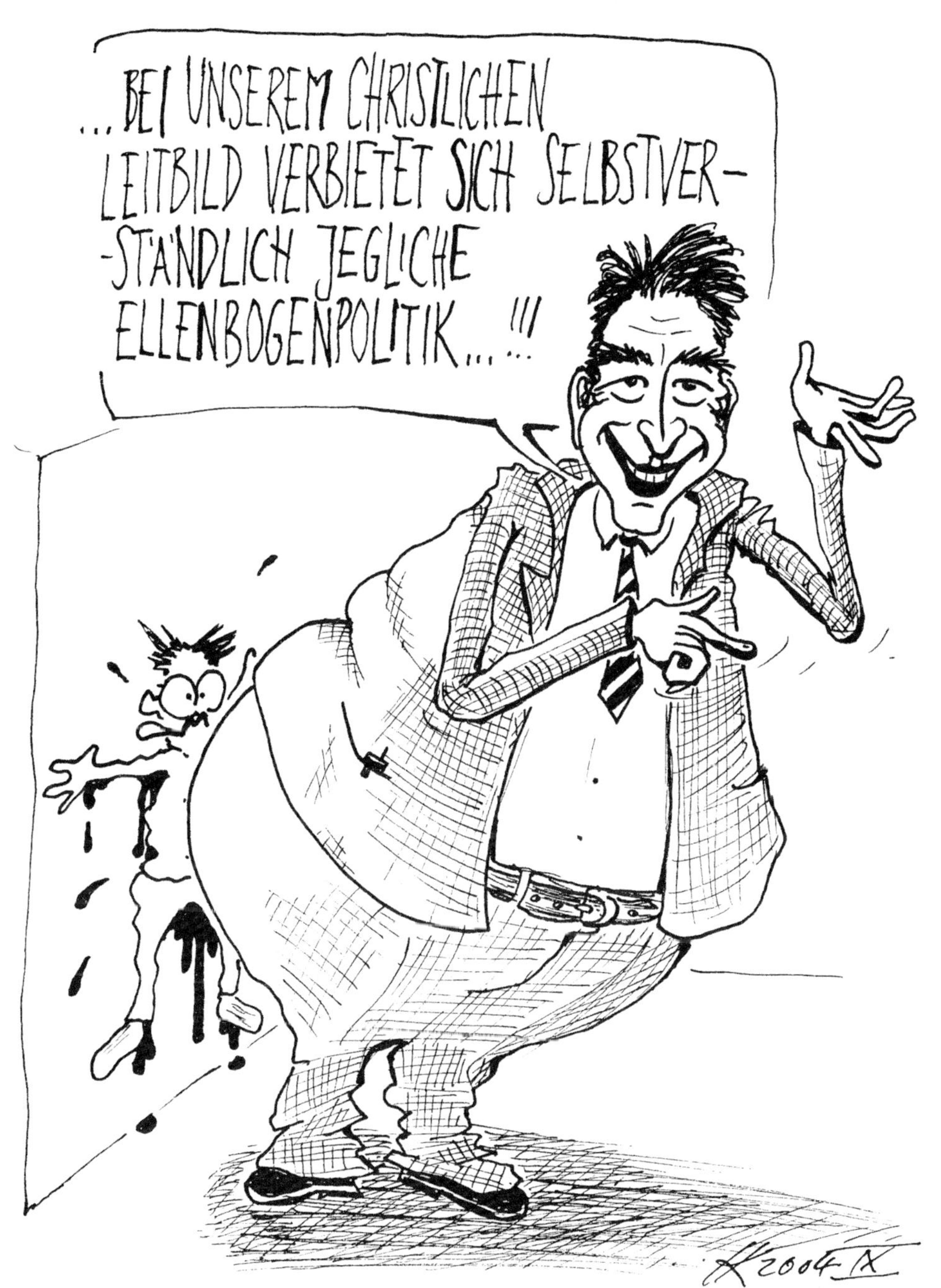
...BEI UNSEREM CHRISTLICHEN LEITBILD VERBIETET SICH SELBSTVER-
-STÄNDLICH JEGLICHE ELLENBOGENPOLITIK...!!!
K2004 IX

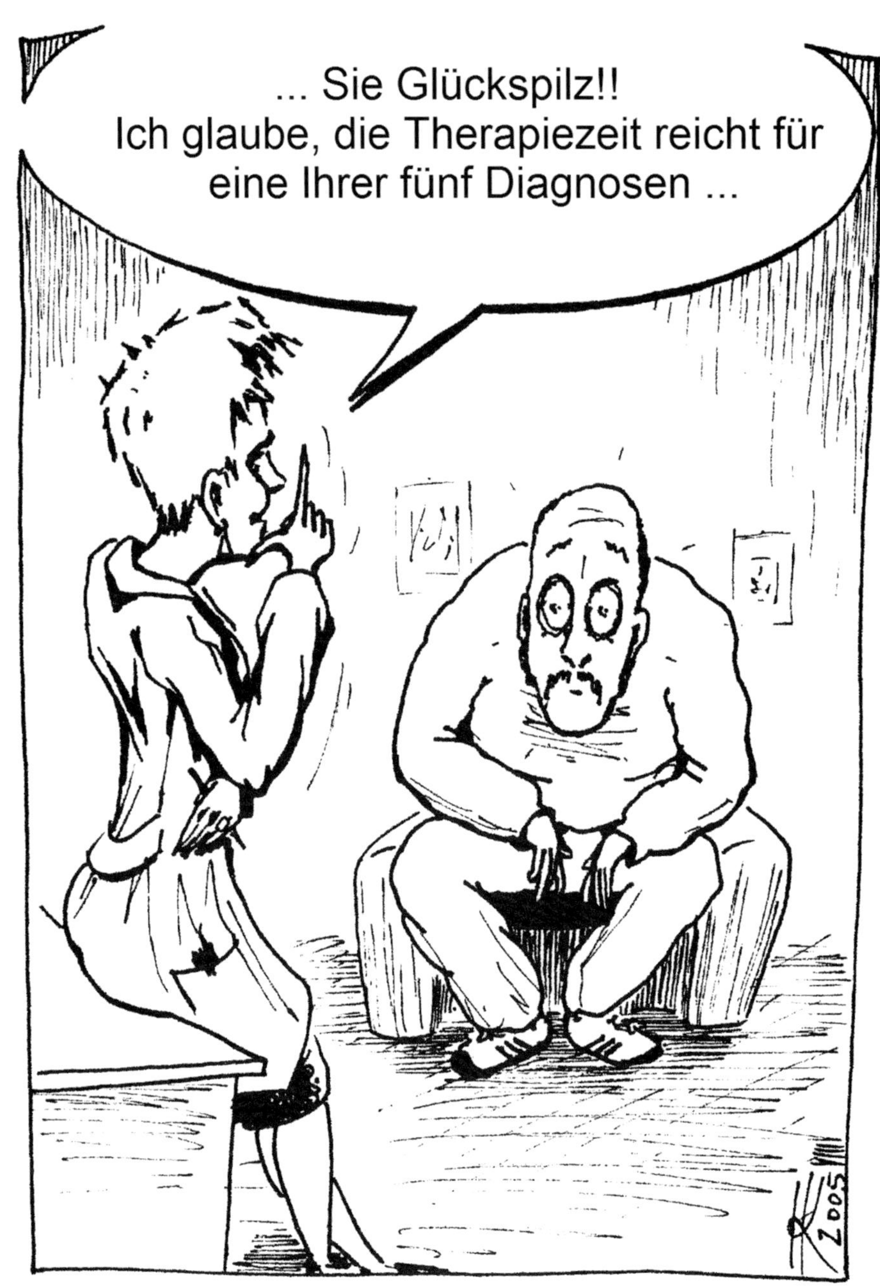
... Sie Glückspilz!!
Ich glaube, die Therapiezeit reicht für
eine Ihrer fünf Diagnosen ...

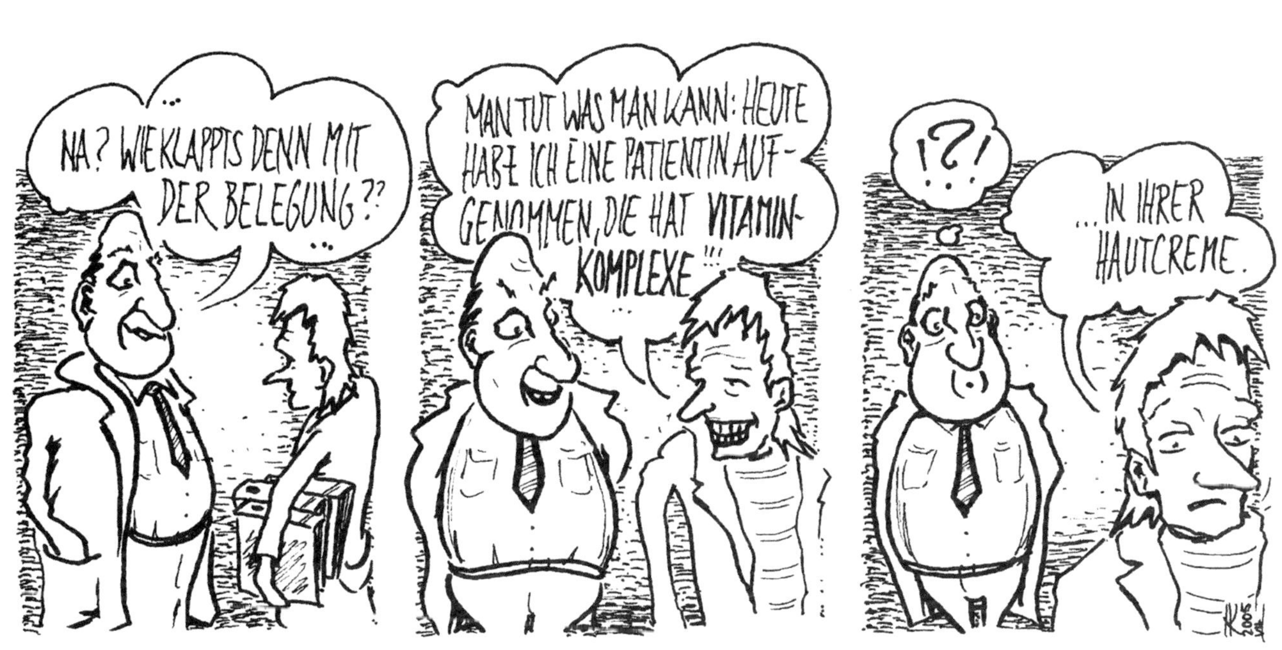
NA? WIE KLAPPTS DENN MIT DER BELEGUNG??
MAN TUT WAS MAN KANN: HEUTE HABE ICH EINE PATIENTIN AUFGENOMMEN, DIE HAT VITAMIN-KOMPLEXE!!!
!?!
...IN IHRER HAUTCREME.

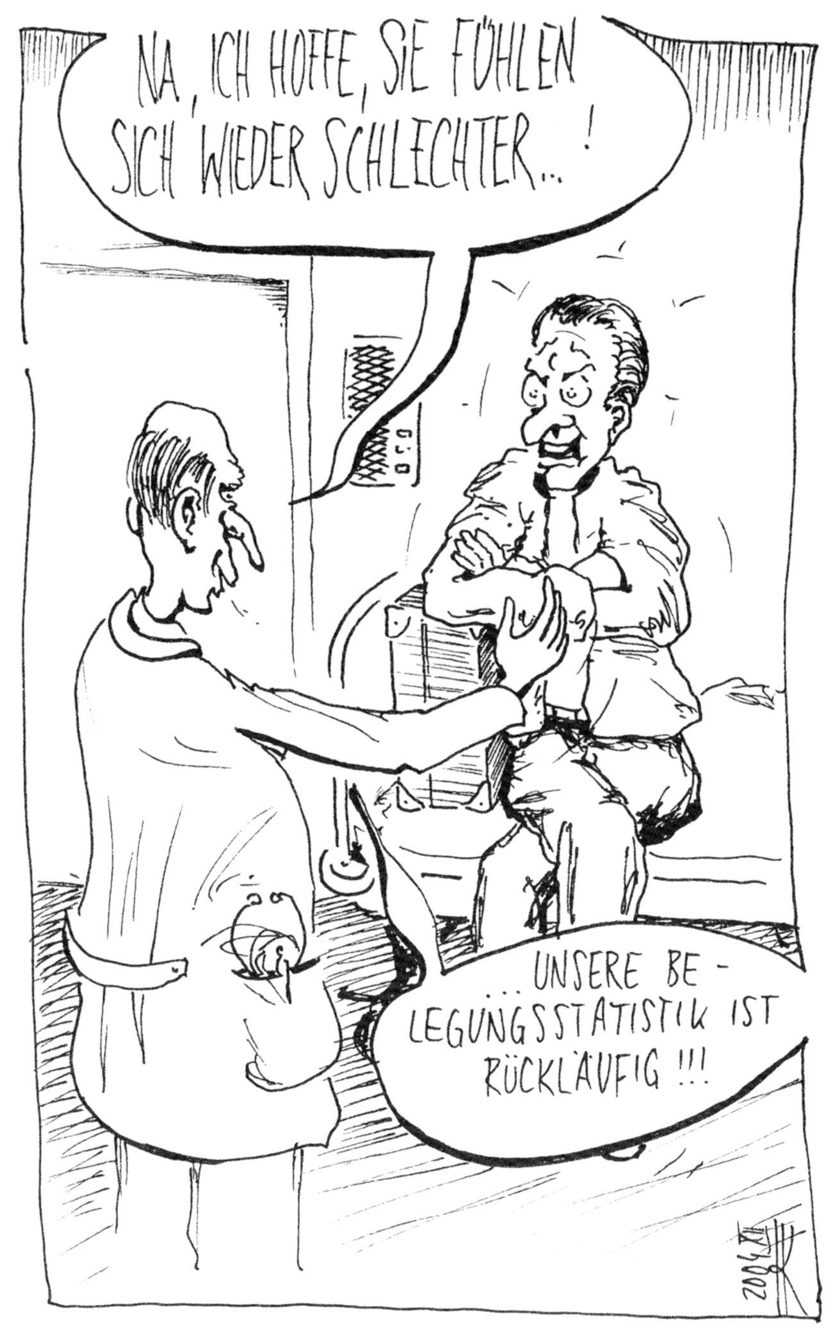
NA, ICH HOFFE, SIE FÜHLEN SICH WIEDER SCHLECHTER... !
... UNSERE BE-LEGUNGSSTATISTIK IST RÜCKLÄUFIG !!!

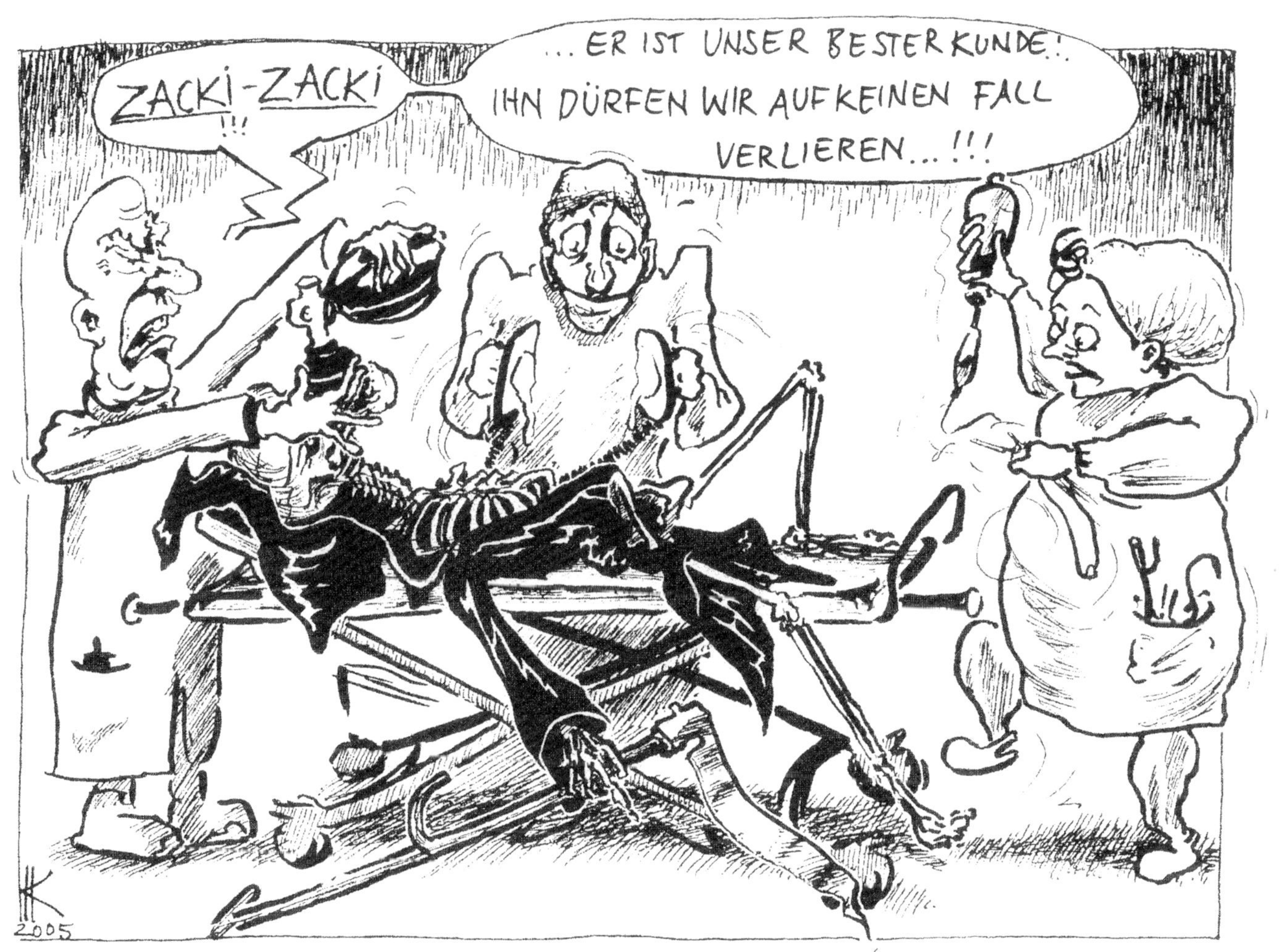
ZACKI-ZACKI !!!
... ER IST UNSER BESTER KUNDE!..
IHN DÜRFEN WIR AUF KEINEN FALL
VERLIEREN...!!!
2005

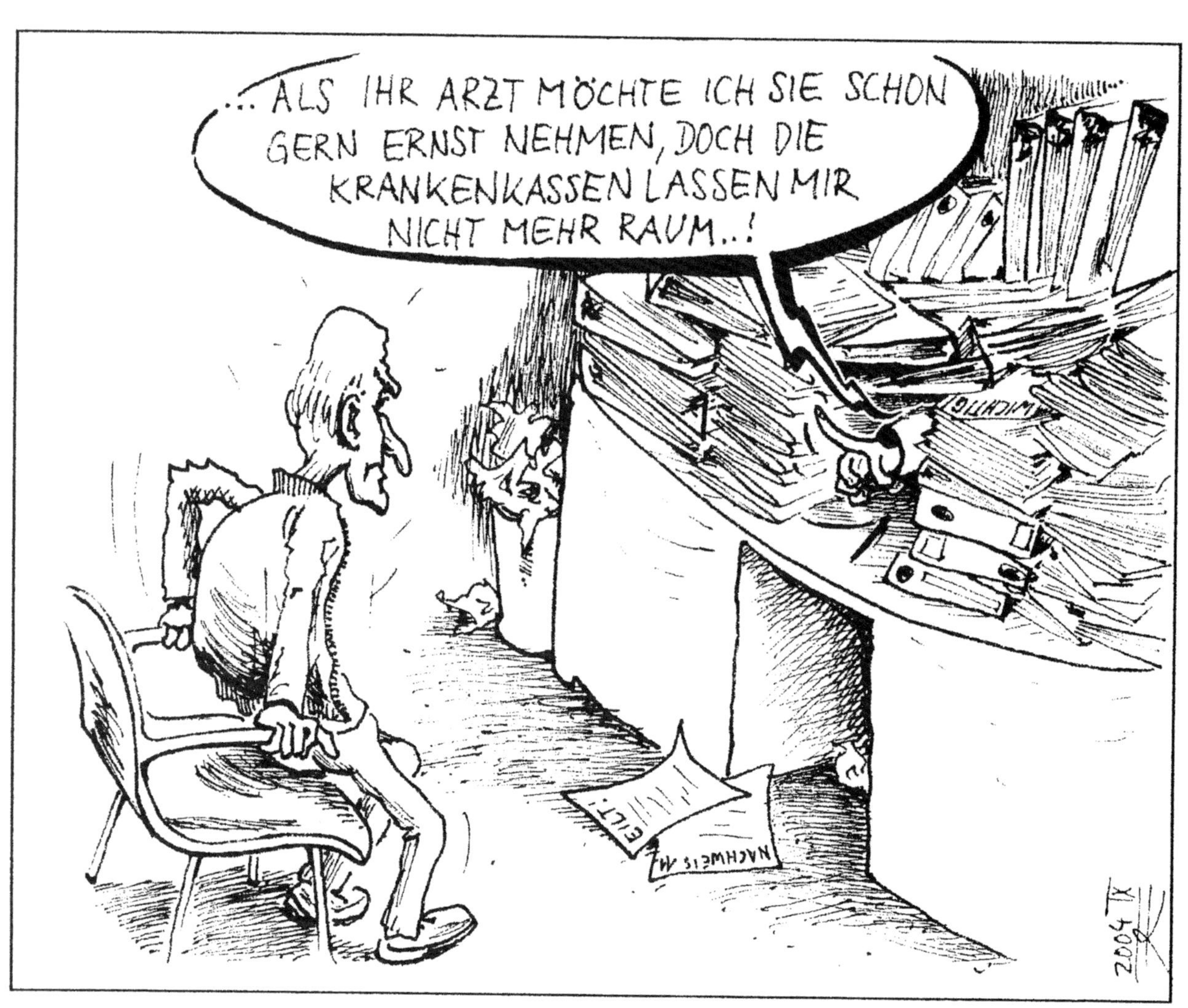
... ALS IHR ARZT MÖCHTE ICH SIE SCHON GERN ERNST NEHMEN, DOCH DIE KRANKENKASSEN LASSEN MIR NICHT MEHR RAUM..!
WICHTIG
EILT!
2004 IX

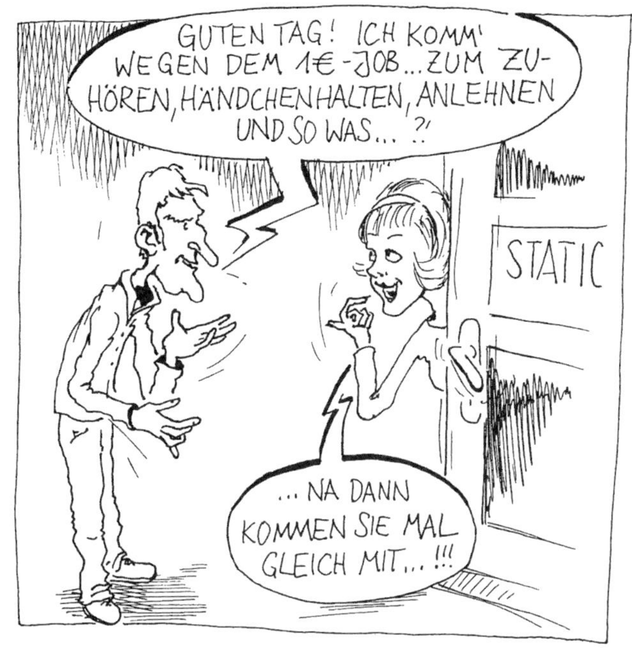
GUTEN TAG! ICH KOMM' WEGEN DEM 1€-JOB... ZUM ZUHÖREN, HÄNDCHENHALTEN, ANLEHNEN UND SO WAS... ?!
STATIC
... NA DANN KOMMEN SIE MAL GLEICH MIT... !!!

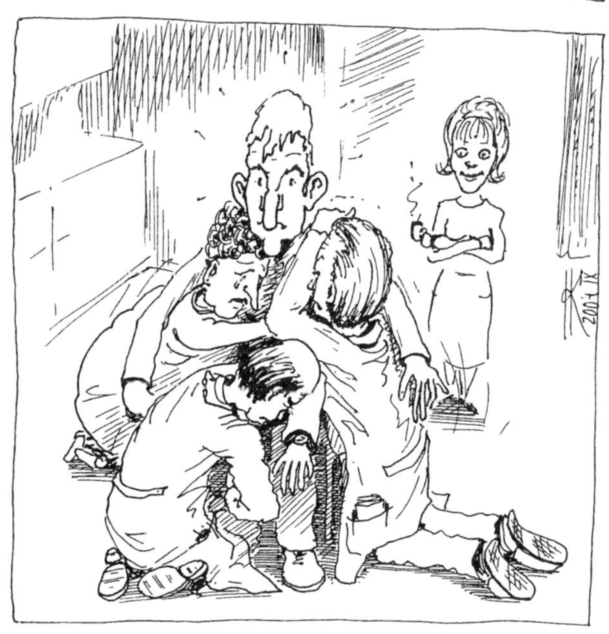

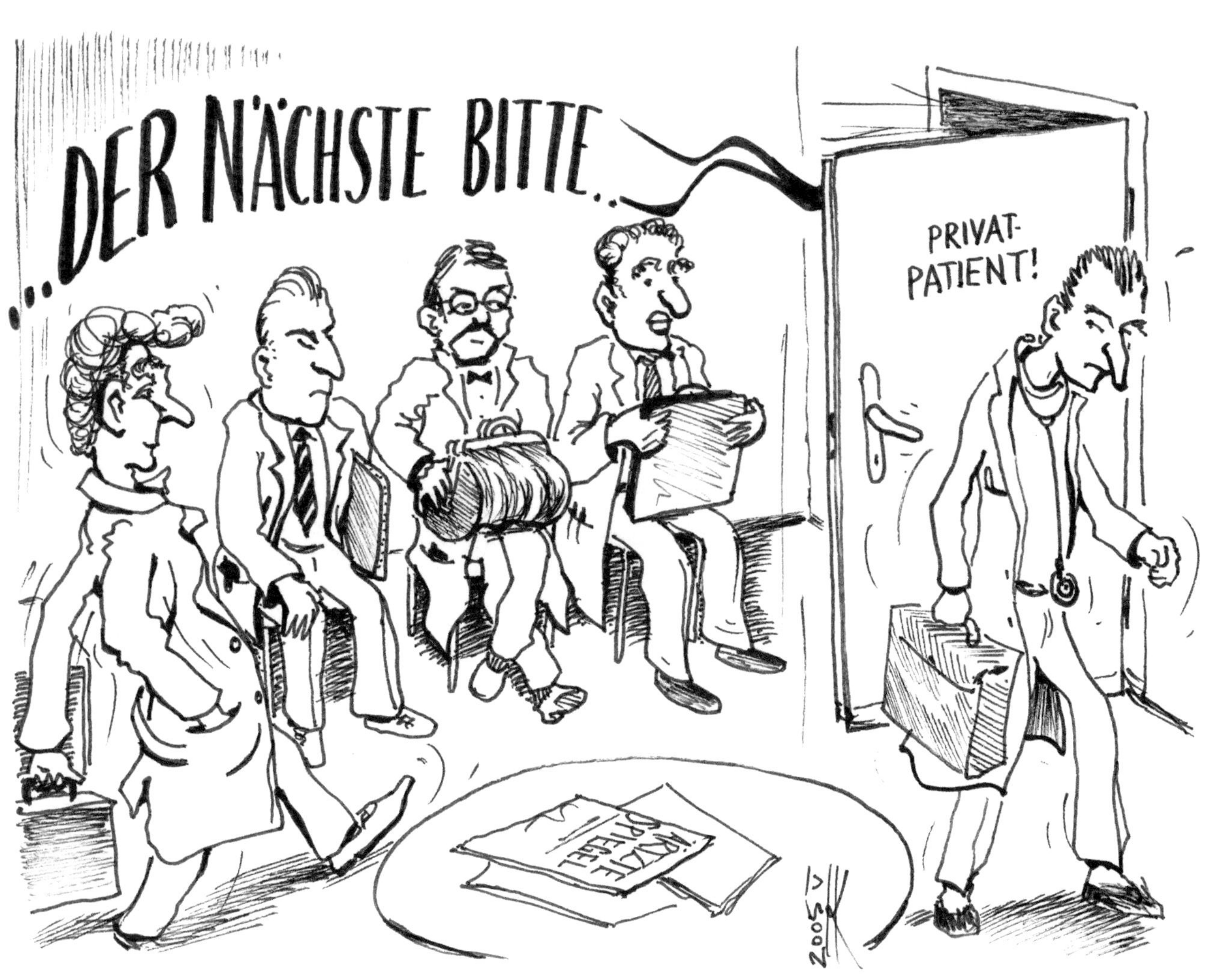
...DER NÄCHSTE BITTE...
PRIVAT-PATIENT!
ÄRZTE SPIEGEL

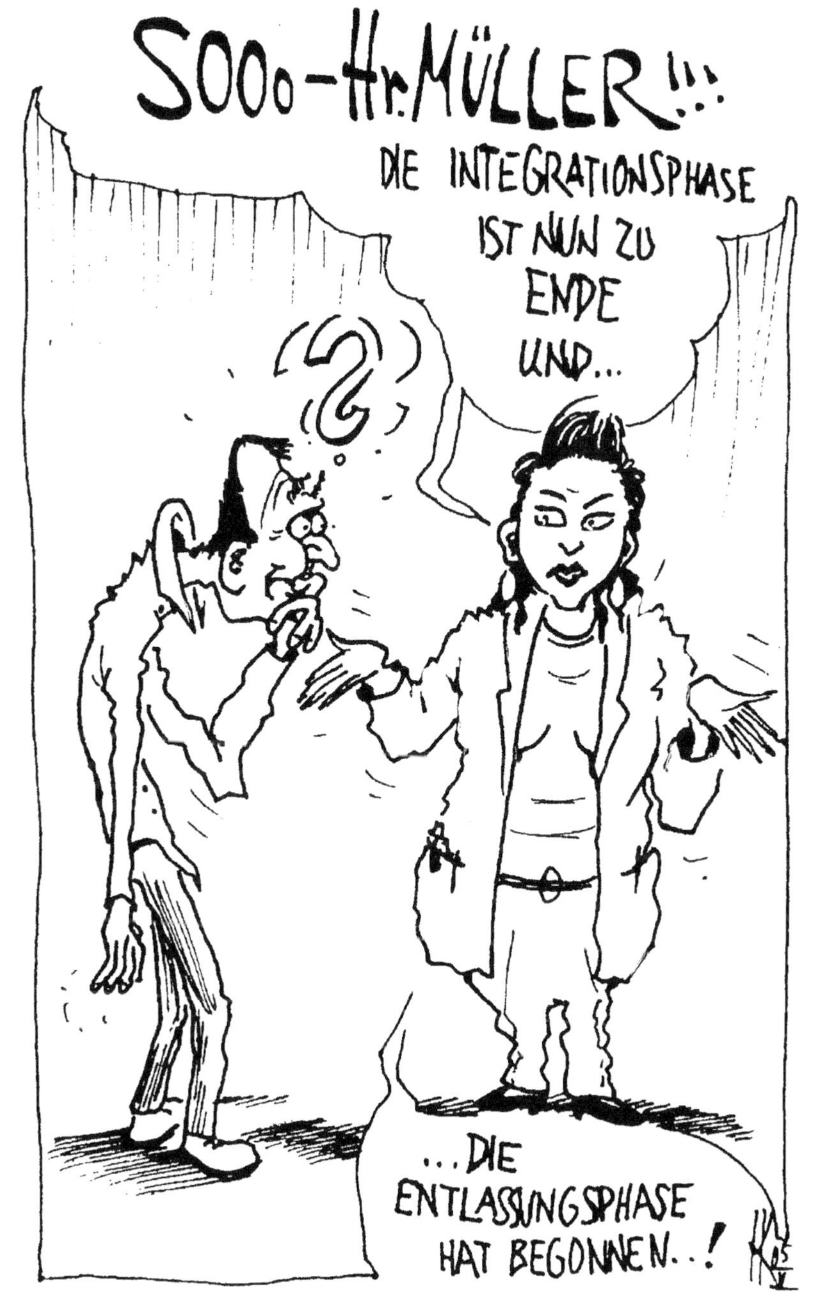
SOOo-Hr. MÜLLER!!!
DIE INTEGRATIONSPHASE IST NUN ZU ENDE UND...
...DIE ENTLASSUNGSPHASE HAT BEGONNEN..!

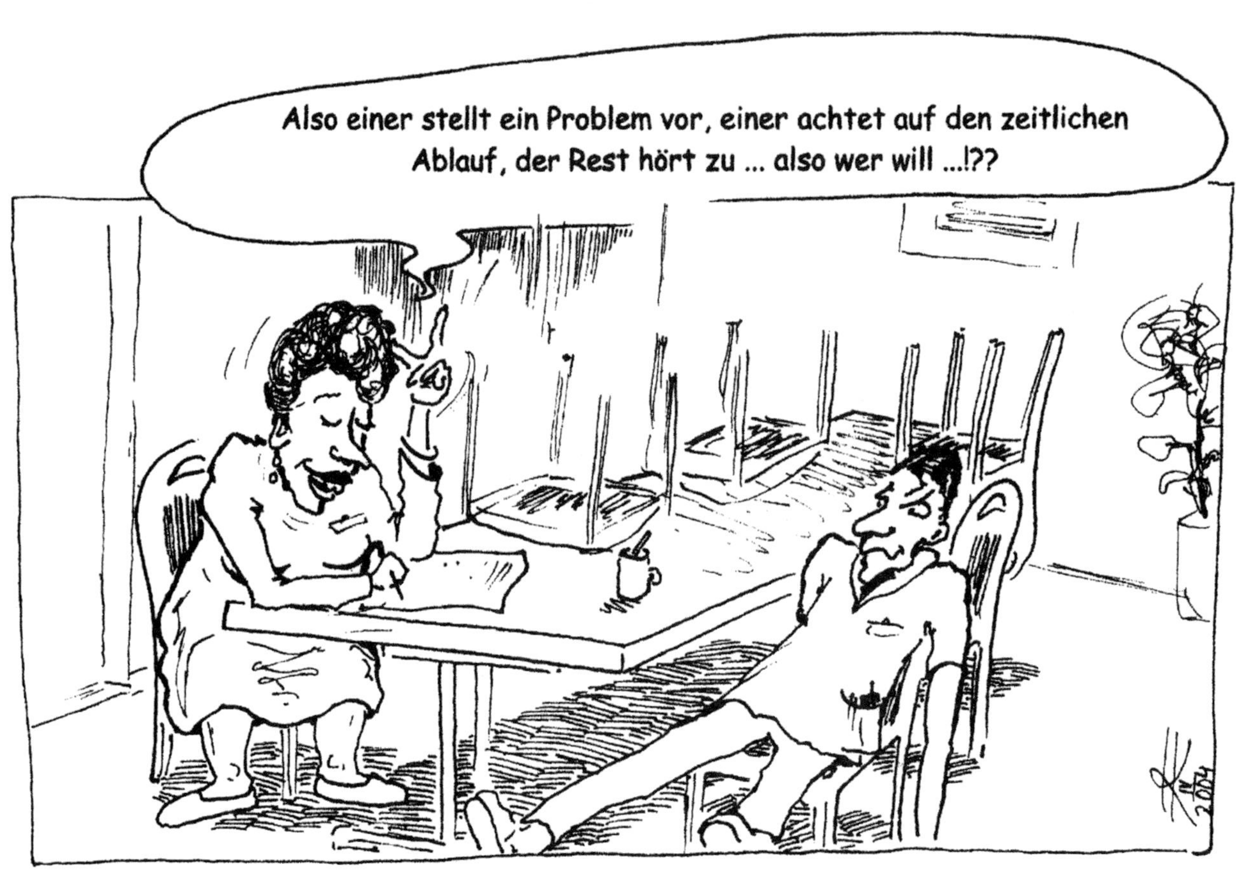

Um Supervisionskosten zu sparen setzt sich „**kollegiale Beratung**“ immer mehr durch.

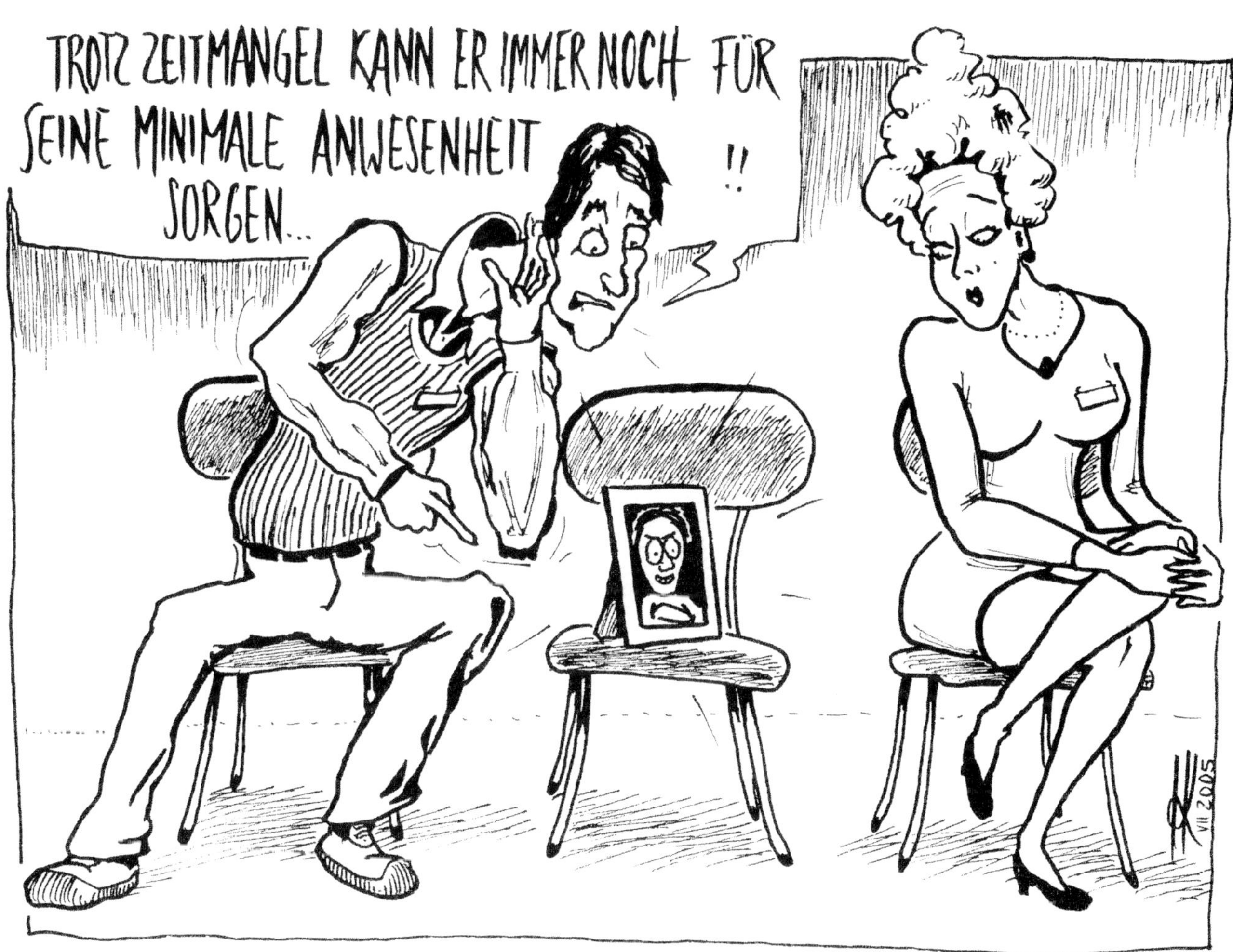
TROTZ ZEITMANGEL KANN ER IMMER NOCH FÜR SEINE MINIMALE ANWESENHEIT SORGEN...
!!
VII 2005

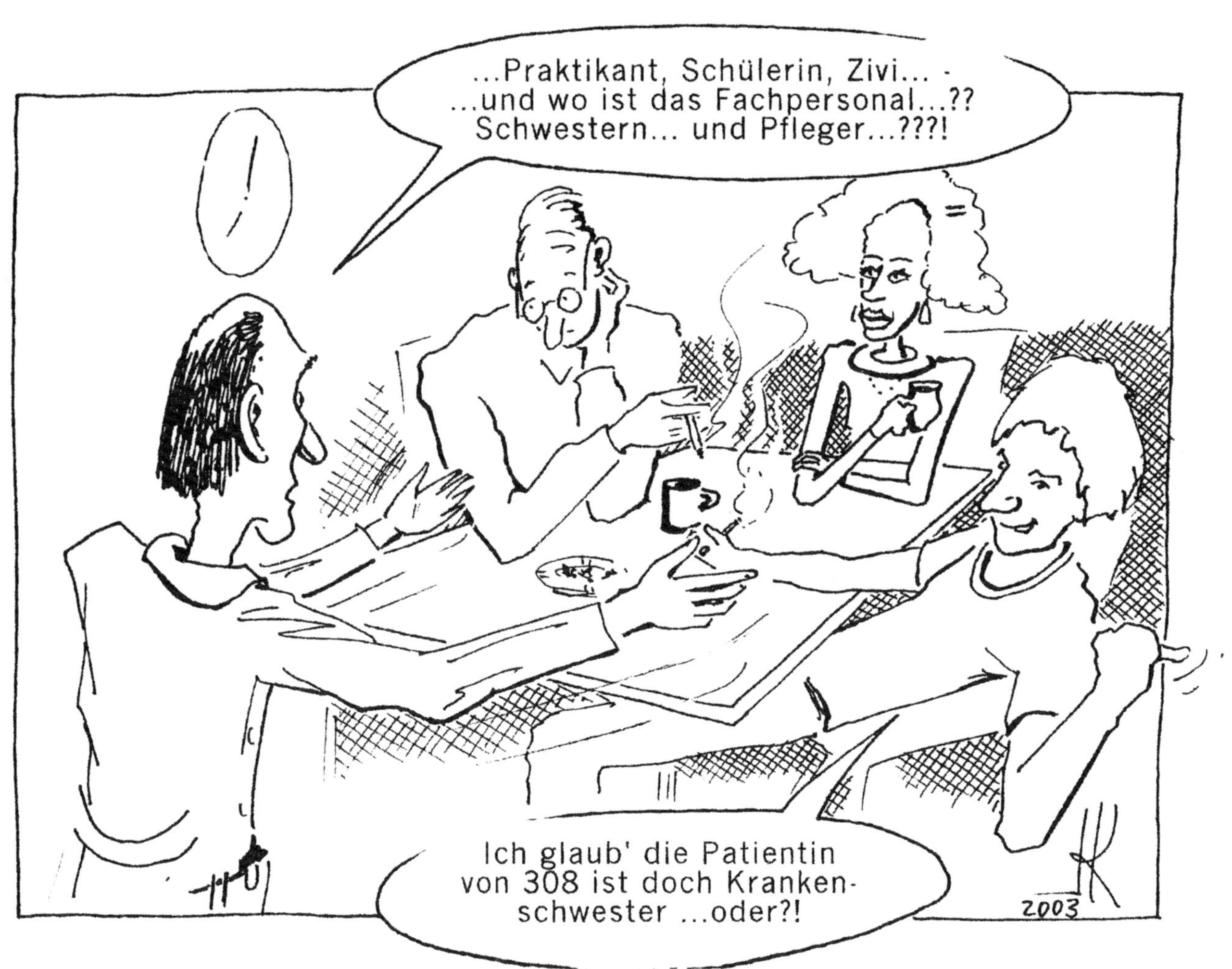
...Praktikant, Schülerin, Zivi... -
...und wo ist das Fachpersonal...??
Schwestern... und Pfleger...???!
!
Ich glaub' die Patientin
von 308 ist doch Kranken-
schwester ...oder?!
2003

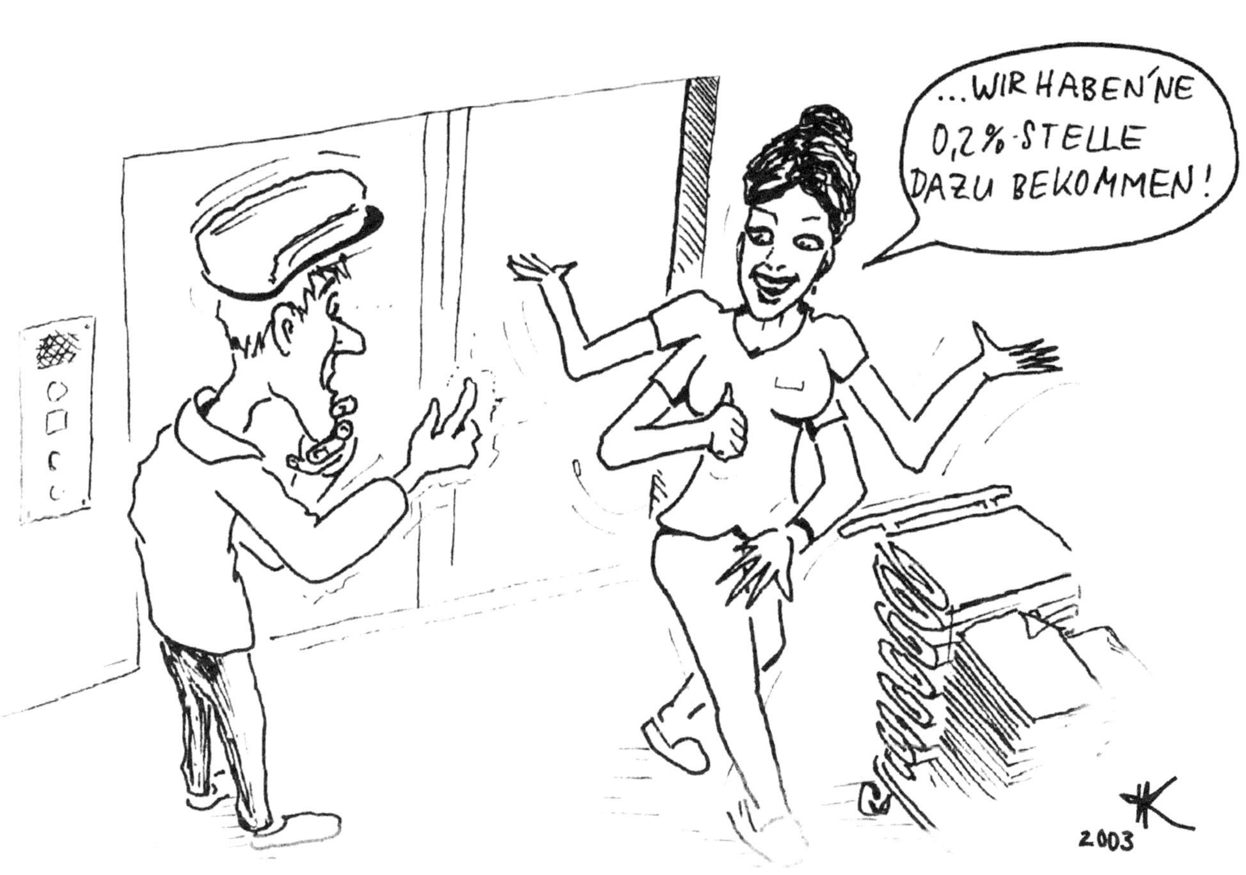
...WIR HABEN 'NE 0,2%-STELLE DAZU BEKOMMEN!
2003

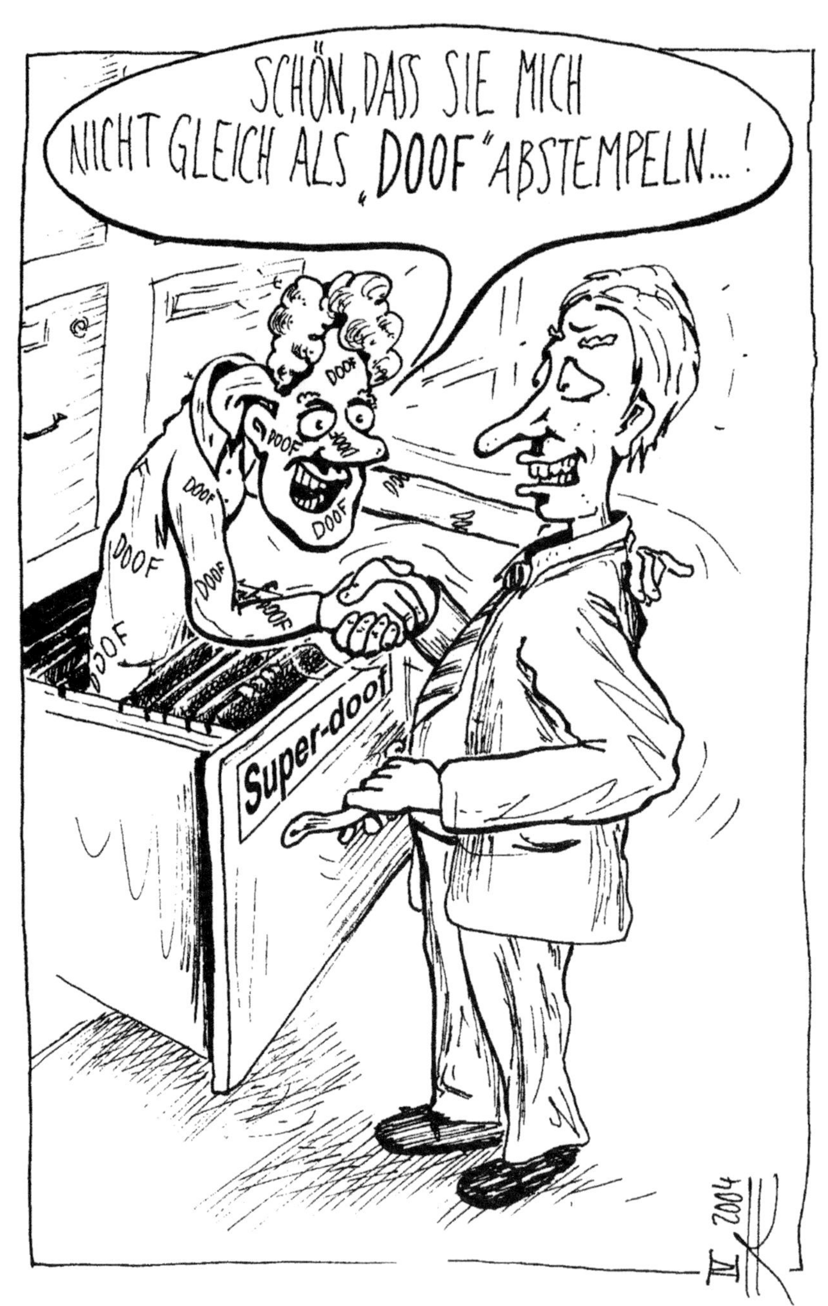
SCHÖN, DASS SIE MICH NICHT GLEICH ALS „DOOF" ABSTEMPELN…!
Super-doof
DOOF
2004

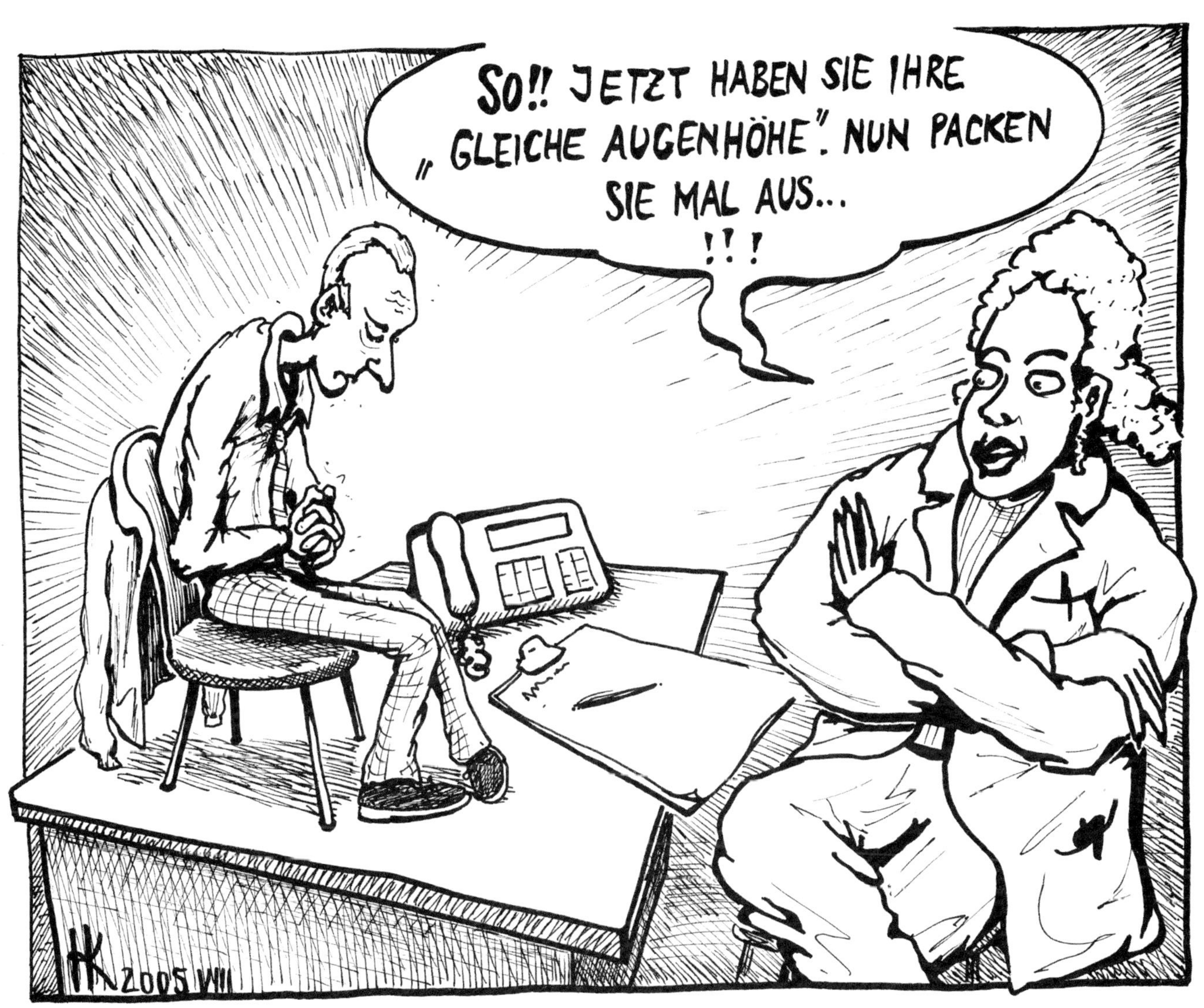
SO!! JETZT HABEN SIE IHRE „GLEICHE AUGENHÖHE". NUN PACKEN SIE MAL AUS... !!!
HK 2005 VIII

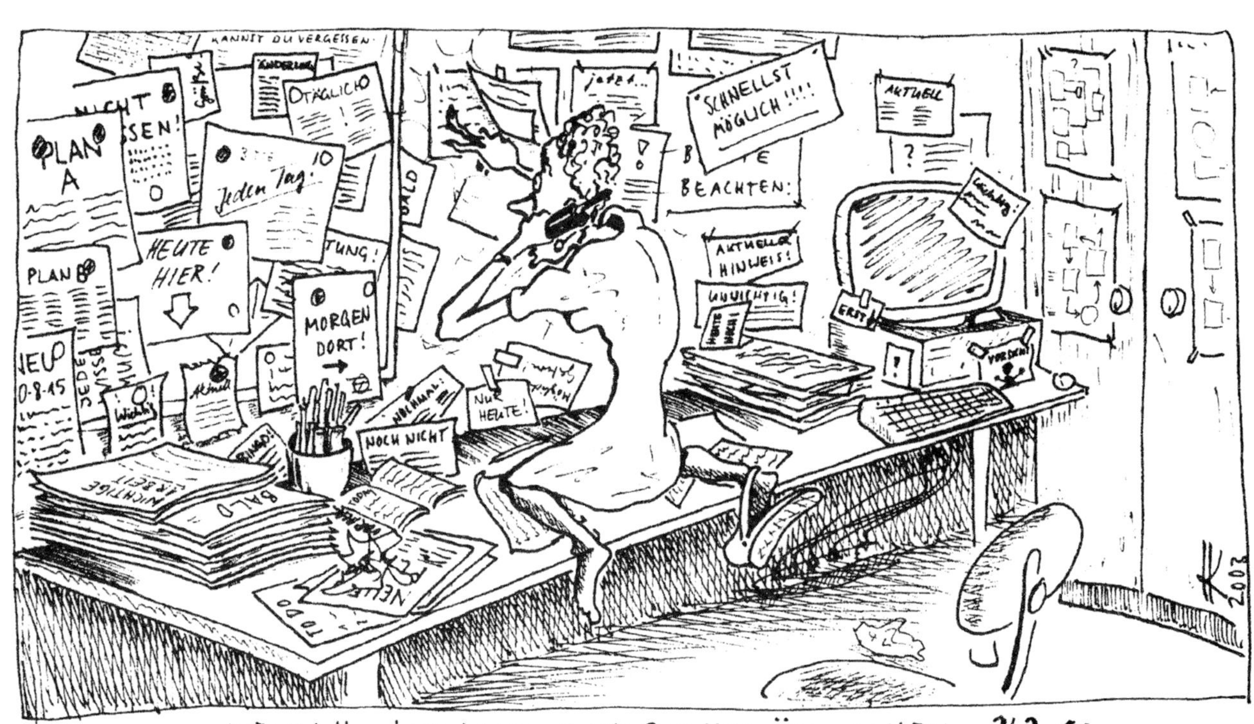

>> MENSCH HELGA!! ... WIE KONNTE ICH DAS NUR ÜBERSEHEN ...?!? <<

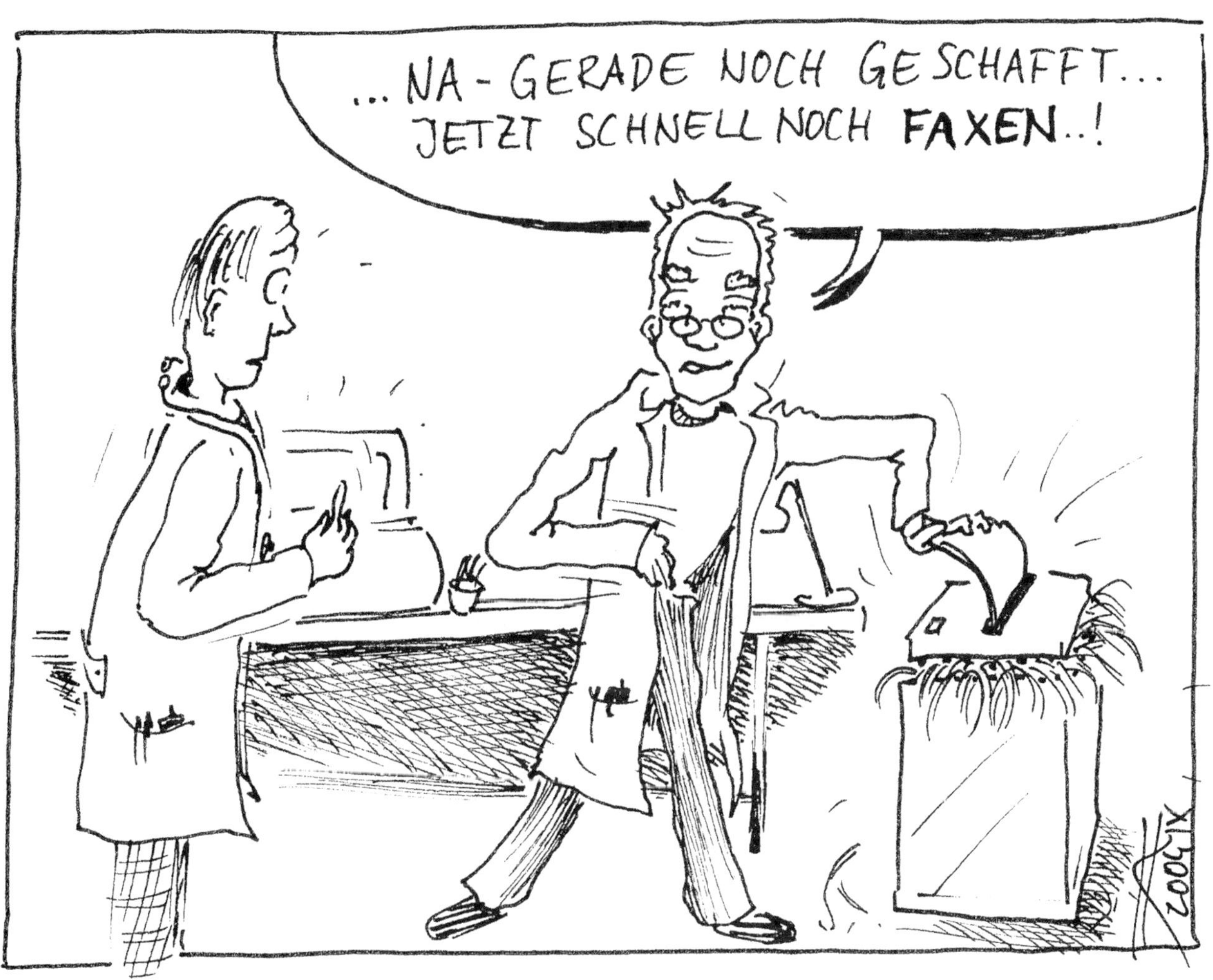
... NA - GERADE NOCH GESCHAFFT...
JETZT SCHNELL NOCH FAXEN..!
2004 IX

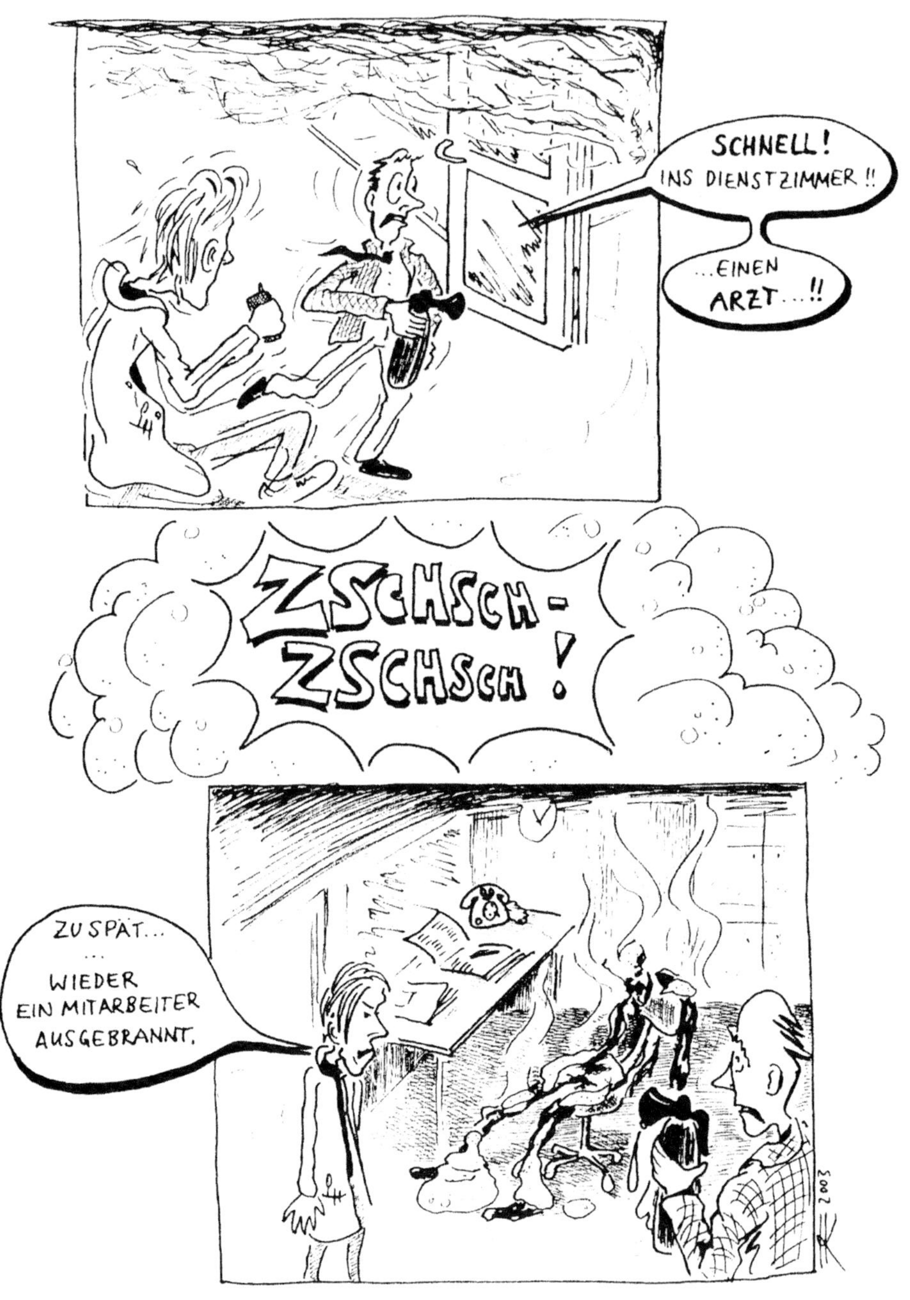
SCHNELL! INS DIENSTZIMMER !!
...EINEN ARZT...!!
ZSCHSCH-
ZSCHSCH!
ZU SPÄT...
...
WIEDER
EIN MITARBEITER
AUSGEBRANNT.
2003

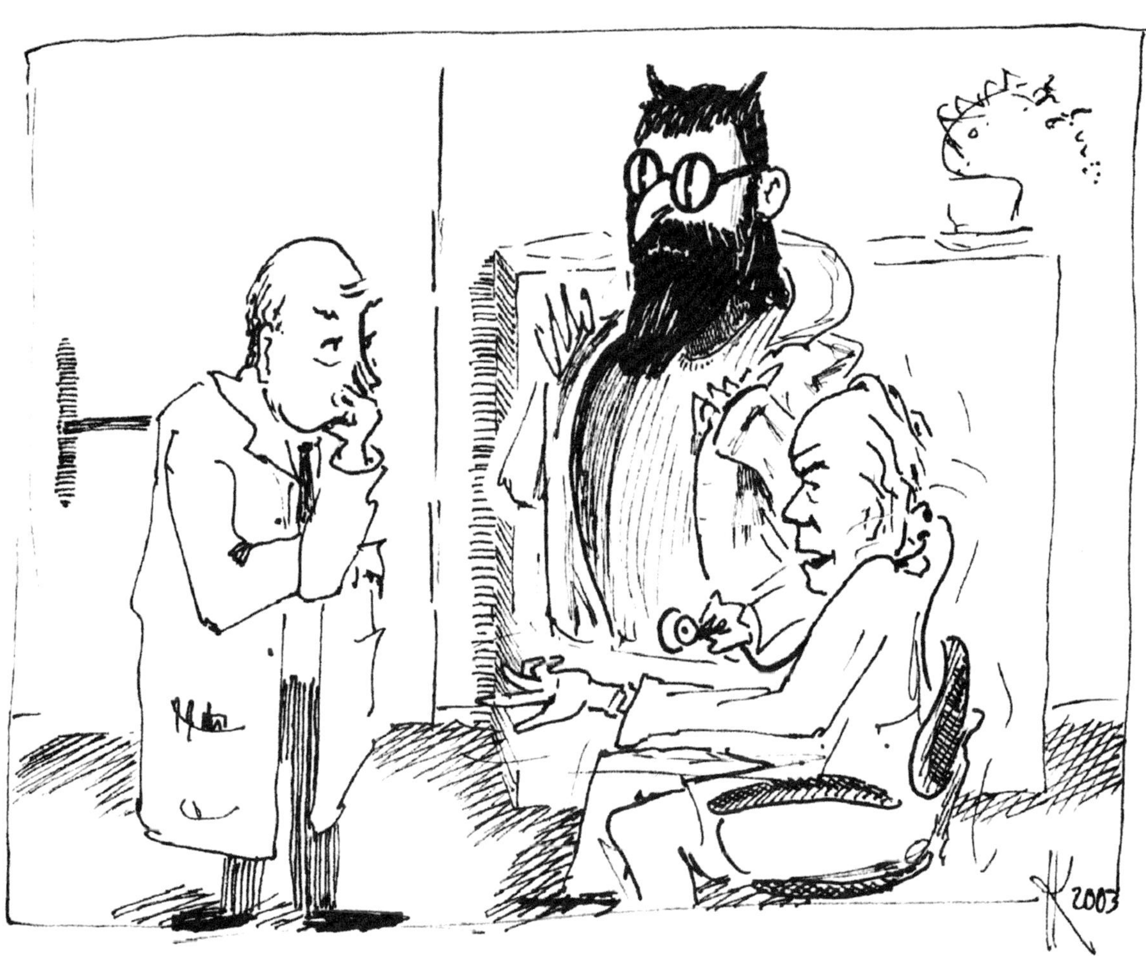

Ich weiß nicht, was Ihnen da verdächtig vorkommt.
... 12 Jahre Nachtdienst und kerngesund!

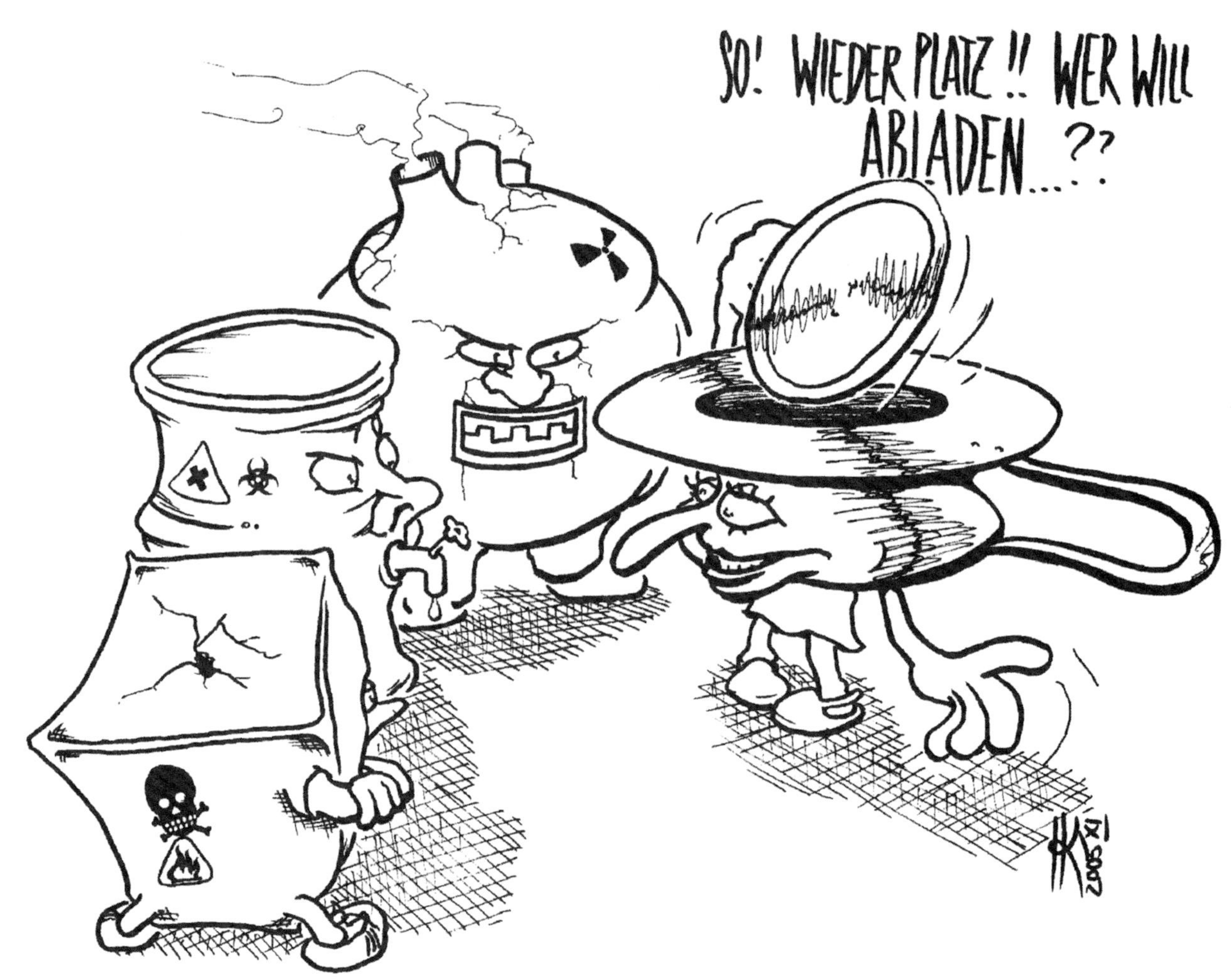

Achtung, Pflegekraft! Du bist kein "Endlager"!

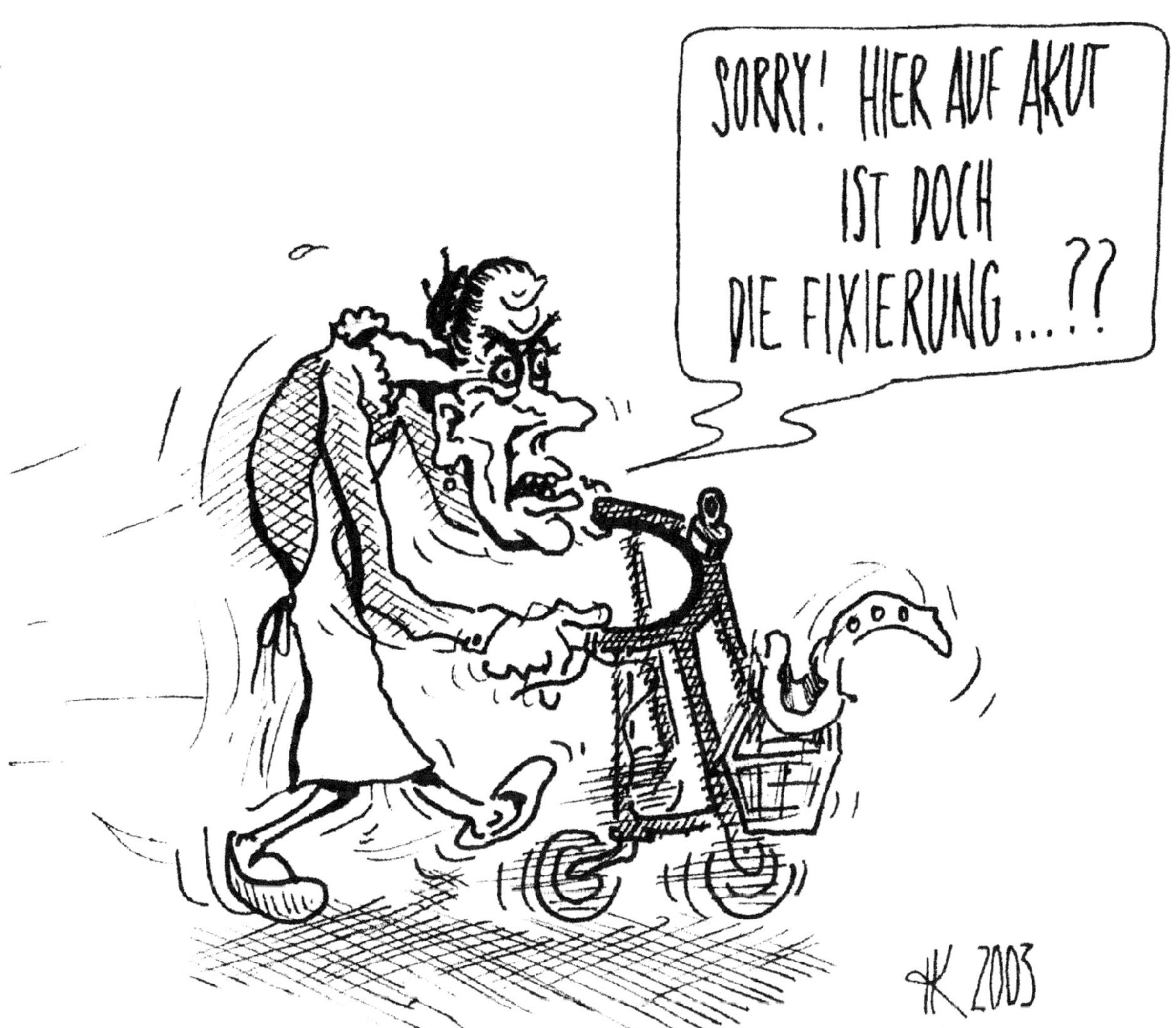

Das Hochsetzen der Altersrente kam der eifrigen Schwester Erika sehr zugute.

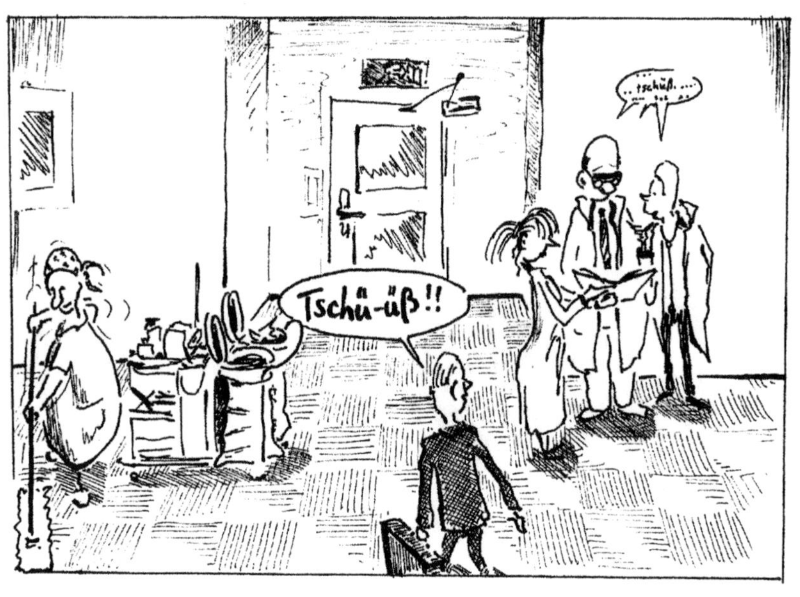
Tschü-üß!!
.. tschüß. ....

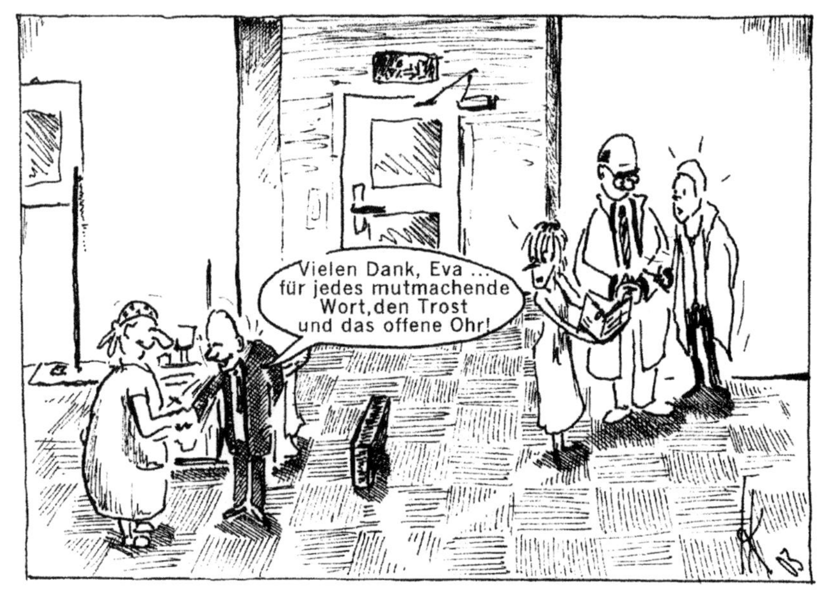
Vielen Dank, Eva ...
für jedes mutmachende
Wort,den Trost
und das offene Ohr!

» Ein Mensch mit Humor trinkt den Kakao, durch den er gezogen wird. «

Ursula Herking (1912 – 1974)